U0214026

超声形态与病理解剖
彩色图谱

ULTRASONIC TOPOGRAPHICAL AND
PATHOTOPOGRAPHICAL ANATOMY
A COLOR ATLAS

主编　〔俄〕Zoltan M. Seagal

　　　〔俄〕Olga M. Surnina

主译　苏中振

SPM 南方出版传媒

广东科技出版社 | 全国优秀出版社

· 广　州 ·

图书在版编目（CIP）数据

超声形态与病理解剖彩色图谱 / （俄罗斯）佐尔坦·席格（Zoltan M. Seagal），（俄罗斯）奥尔迦·苏尔尼娜（Olga M. Surnina）主编；苏中振主译 . —广州：广东科技出版社，2020.11
书名原文：Ultrasonic Topographical and Pathotopographical Anatomy
ISBN 978-7-5359-7580-5

Ⅰ . ①超… Ⅱ . ①佐…②奥…③苏… Ⅲ . ①病理解剖学—图谱 Ⅳ . ① R361-64

中国版本图书馆 CIP 数据核字（2020）第 202262 号

广东省版权局著作权合同登记
图字：19-2018-011号

出　版　人：朱文清
责任编辑：黎青青　潘羽生
封面设计：林少娟
责任校对：廖婷婷
责任印制：彭海波
出版发行：广东科技出版社
　　　　　（广州市环市东路水荫路 11 号　邮政编码：510075）
销售热线：020-37592148 / 37607413
http://www.gdstp.com.cn
E-mail：gdkjcbszhb@nfcb.com.cn
经　　销：广东新华发行集团股份有限公司
排　　版：创溢文化
印　　刷：佛山市华禹彩印有限公司
　　　　　（佛山市南海区狮山镇罗村联和工业区西二区三路1号之一　邮政编码：528225）
规　　格：889mm×1 194mm　1/16　印张 7.75　字数 155 千
版　　次：2020 年 11 月第 1 版
　　　　　2020 年 11 月第 1 次印刷
定　　价：98.00 元

如发现因印装质量问题影响阅读，请与广东科技出版社印制室联系调换（电话：020-37607272）。

译者简介

苏中振，医学博士，主任医师，博士生导师。现任中山大学附属第五医院副院长、超声科主任。兼任广东省医院协会超声医学学科建设专业委员会副主任委员、广东省医师协会超声医师分会常务委员、广东省医疗行业协会超声医学创新与发展管理分会副主任委员、珠海市医学会超声医学分会主任委员等。担任教育部学位与研究生教育发展中心通讯评议专家。受聘为《中国肝脏病杂志（电子版）》《影像诊断与介入放射学》《器官移植》杂志审稿专家。

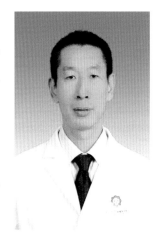

从事临床及教学工作20余年，主要研究领域为腹部超声诊断、肝癌局部介入治疗及消融术后疗效评估，对病毒性肝炎纤维化程度评价、重型肝炎的早期超声预警、超声监测肝硬化结节恶变及早期诊断小肝癌，以及肝癌射频消融治疗等方面均有深入研究，对少见性及疑难性肝病亦有丰富经验。先后主持了国家自然科学基金、广东省自然科学基金等10项科研课题。在国际期刊及核心期刊以第一作者（共一）及通讯作者发表论文40余篇，其中SCI论文8篇。主编专著1部，参编专著2部。发明专利1项。参与获得广东省科学技术奖3项，获得广东省杰出青年医学人才、珠海市高层次人才称号。

作者简介

    Zoltan M. Seagal，医学博士，伊泽夫斯克国立医学院名誉院士，伊泽夫斯克州医学院形态解剖学和外科系主任。荣获俄罗斯科学工作者称号。

    Olga M. Surnina，医学博士，俄罗斯卫生部超声医学首席专家，俄罗斯超声医生协会主席，俄罗斯临床诊断中心超声科主任，伊泽夫斯克州医学院形态解剖和外科高级教师。

前　言

N. I. Pirogov，形态解剖学的创始人，他在外科疾病中引入了"外科解剖"术语，用于描述相应器官、组织的位置及相互作用。在手术期间，由于外科医生的操作差异，外科解剖会发生改变。在手术的某些阶段，组织形态不变，但形态解剖是可以观察到的。在其他领域，正常的形态解剖可转变为病理形态解剖。

目前，为了区分正常组织与病理组织、正常结构的变异及特定与非特定的病理形态改变，形态与病理解剖的非损伤问题在实用医学中非常紧迫。我们提出的超声形态学和病理形态解剖学方法为解决这一问题提供了契机。

近十年来，我们用这种方法研究了人体组织包括发育变异的正常解剖结构和病理形态学变化。由炎症、腔道阻塞引起的营养不良、肥胖、结核及肿瘤等特定的组织形态学改变已被确定。在本书中，我们研究了逐层超声形态图、全息图和合成图。同时，本书中所包含的数据将与传统形态学及Zoltan M. Seagal教授开发的验光和脉冲体摄影术所得的结果进行比较。

值得注意的是，人体在正常和病理情况下都应被检测。这可以提供更可靠的诊断依据，发展保守治疗的方法，以及非创伤性且有效的治疗方法。

超声形态图和病理形态图的发展应以典型解剖为重点，即研究人体组织和系统的分布，以及器官的位置。有人指出，特定体质和特定年龄的人会出现极端的器官结构和位置改变。超声扫描典型解剖结构的重要性在于它可以鉴别年龄差异和病理改变。

在此类研究中，超声形态解剖学首次被应用，完全符合医生的格言——治病先治人，有助于鉴别可能需要紧急治疗的先天性缺陷。

本书是一本基础的科学手册，除了发展新的人体解剖学和病理解剖学外，我们还吸取了各专科医生的经验。这可以分享给初级医生、实习生、医学生和对医学感兴趣的人士，以及各个领域的医学专家，如外科学、创伤学、神经外科、肿瘤科、泌尿外科、妇产科、口腔外科、麻醉科和其他关注形态和解剖结构的医学专家（神经科医生、牙科医生、眼科医生、病理学家、法医等），供他们在日常工作中使用。

内容提要

本书对头部、颈部、胸部、腹部、腹膜后间隙、骨盆及下肢的超声形态与病理解剖进行了全面的描述和解释。

对于正常结构和发育变异、整体和局部的病理解剖，建议使用特异性和非特异性超声征象进行描述。本书包含相应的生理和病理解剖学信息，非常适合学生和不同领域的医学专业人士使用，特别是医学超声专业人士。最初的超声技术应用在患者身上时，由于是早期筛查，因此不存在假阳性或者假阴性的结果。在某些情况下，使用最初的"海振造影法"（验光和脉冲运动造影）有助于发现新的治疗方法和/或确定药物的最佳剂量，以及研发有效的、用于治疗特定疾病的药物。

本书可供初级医生、住院医生、医学讲师和医学生参考学习。

目　录

第一章
头部的超声形态与病理解剖

本章介绍了头部超声正常和病理解剖图像，包括脑组织和颅骨的逐层横断面成像（见图1-1至图1-3）。

超声图像可显示骨内外板、皮下血管、皮肤、皮下脂肪、凹陷骨折和线形骨折（见图1-4至图1-6）。基于颅底区域的解剖图，超声可对脑内动脉、漏斗部、后交通动脉、桥小脑、延髓、小脑前下动脉、基底动脉、脑前动脉、脑后动脉、嗅束进行成像并进行互相对照验证（见图1-7）。

面部深层区域包括翼内肌、下颌骨和颌下腺（见图1-8、图1-9）；口腔包括舌、咽周间隙、软腭后板、颞浅动脉、耳颞神经、上颌动脉、脑膜中动脉（见图1-10至图1-12）。另外，面部浅层及深层肌肉的超声图像包括腮腺、颈部浅表淋巴结及颈总动脉（见图1-13、图1-14）。

线形骨折与颅骨外板、颅内间隙及低回声骨折线相关联（见图1-15）。当第四脑室与脑桥间的通道阻塞时，可在颞骨锥体顶端的蝶鞍附近见血栓（见图1-16）。病理形态解剖学上，左侧脑室腔内可见血凝块，而右侧脑室腔内可见积血（见图1-17）。

图1-18至图1-21可见脑室内出血、丘脑血肿、额基底部血肿、伴有"边界放大"现象的左侧顶枕叶急性硬膜外血肿的病理解剖图像。

因此，头部解剖超声成像为研究特定疾病的病理形态解剖奠定了基础，并确定了损伤和/或体积结构变化的特定诊断特征。

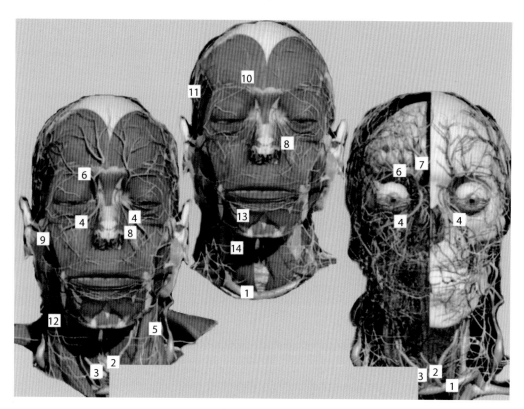

图1-1　头部逐层形态解剖（1）

1. 头臂静脉　2. 左颈前静脉　3. 右颈前静脉　4. 内眦静脉　5. 颈丛　6. 滑车上静脉　7. 鼻额静脉　8. 内眦动脉
9. 颞浅静脉　10. 眶上神经　11. 耳颞神经　12. 颈丛　13. 降下唇肌　14. 二腹肌（前腹）

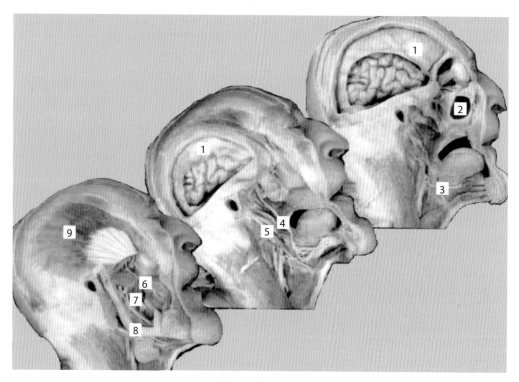

图1-2　头部逐层形态解剖（2）

1. 大脑镰　2. 上颌窦　3. 舌下神经　4. 舌下神经　5. 面神经　6. 舌神经　7. 下牙槽神经　8. 下颌弓　9. 颞肌

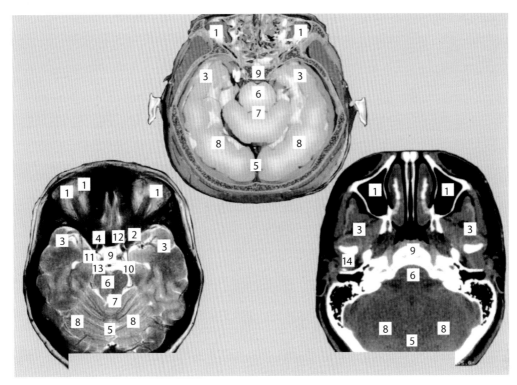

图1-3　头部横断面

1. 眼球　2. 视神经　3. 颞叶　4. 颈内动脉　5. 蚓部　6. 脑桥　7. 第四脑室　8. 小脑半球　9. 视神经　10. 视束
11. 中颅窝　12. 颞叶　13. 垂体窝　14. 颞回

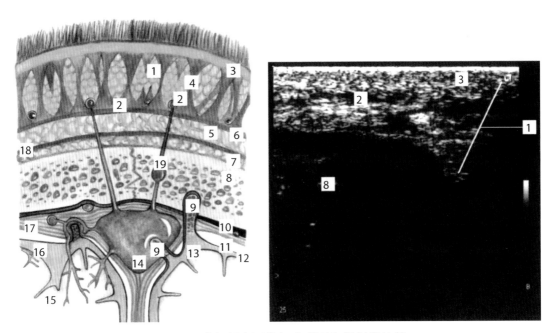

图1-4　头部超声图像与病理形态解剖学比较

1. 皮下组织　2. 皮下血管　3. 皮肤　4. 脂肪和腱交叉　5. 帽状腱膜下细胞组织　6. 腱帽　7. 骨膜下细胞组织　8. 骨
9. 蛛网膜粒　10. 硬膜外腔　11. 硬膜下腔　12. 蛛网膜　13. 脉络膜　14. 静脉窦　15. 脑髓　16. 蛛网膜下腔　17. 硬
脑膜　18. 骨膜　19. 板障静脉和引流静脉

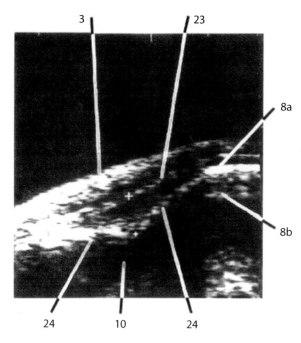

图1-5 压缩性骨折

3. 皮肤　8a. 外骨板　8b. 内骨板　10. 颅内间隙　23. 骨膜　24. 压缩性骨折

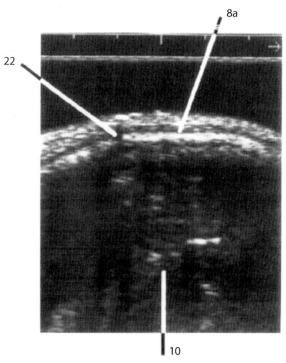

图1-6 线形骨折

8a. 外骨板　10. 颅内间隙　22. 线形骨折

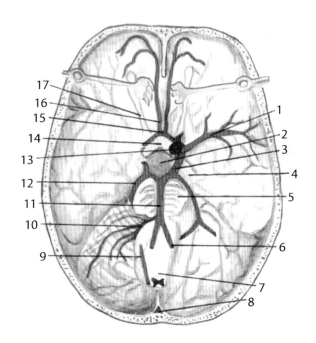

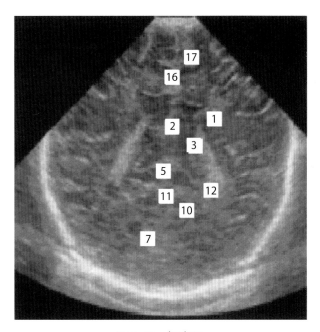

图1-7　颅底区

1.大脑内侧动脉　2.漏斗　3.后交通动脉　4.大脑脚　5.脑桥　6.椎动脉　7.延髓　8.枕窦　9.小脑后下动脉　10.小脑前下动脉　11.基底动脉　12.大脑后动脉　13.颈内动脉　14.视交叉　15.前交通动脉　16.大脑前动脉　17.嗅束

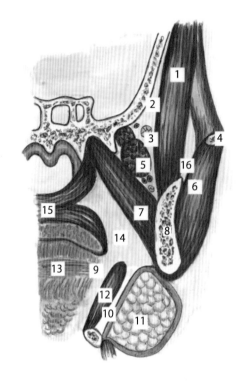

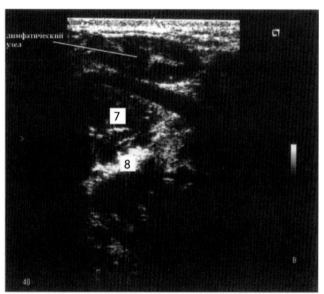

图1-8　面部深层区域

1.颞肌　2.翼颞间隙　3.颊神经　4.颧弓　5.翼外肌　6.咀嚼肌　7.翼内肌　8.下颌骨　9.舌下细胞间隙　10.下颌下腺床　11.下颌下腺　12.下颌舌骨肌　13.舌　14.咽周间隙　15.软腭　16.上颌咀嚼间隙

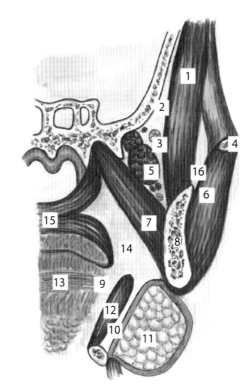

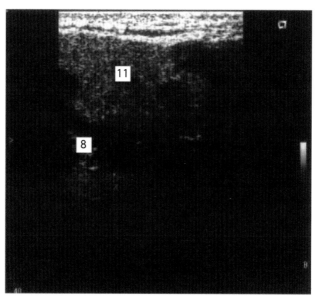

图1-9 头面部区域

1.颞肌 2.翼颞间隙 3.颊神经 4.颧弓 5.翼外肌 6.咀嚼肌 7.翼内肌 8.下颌骨 9.舌下细胞间隙 10.下颌下腺床 11.下颌下腺 12.下颌舌骨肌 13.舌 14.咽周间隙 15.软腭 16.上颌咀嚼间隙

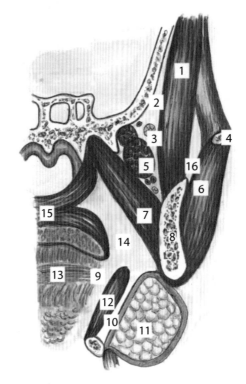

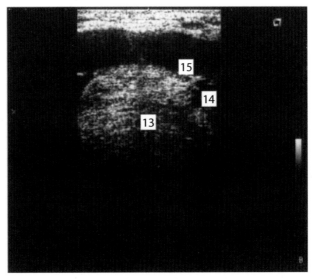

图1-10　颞下窝

1.颞肌　2.翼颞间隙　3.颊神经　4.颧弓　5.翼外肌　6.咀嚼肌　7.翼内肌　8.下颌骨　9.舌下细胞间隙　10.下颌下腺床　11.下颌下腺　12.下颌舌骨肌　13.舌　14.咽周间隙　15.软腭　16.上颌咀嚼间隙

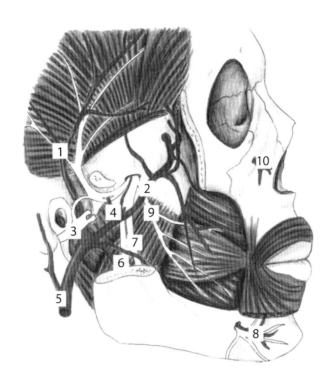

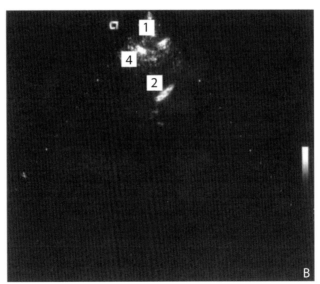

图1-11　上颌动脉伴脑膜中动脉和颞浅动脉

1.颞浅动脉和耳颞神经　2.上颌动脉　3.面神经　4.脑膜中动脉　5.颈外动脉　6.下牙槽神经　7.舌神经　8.颏下动脉和神经　9.颊神经　10.眶下动脉

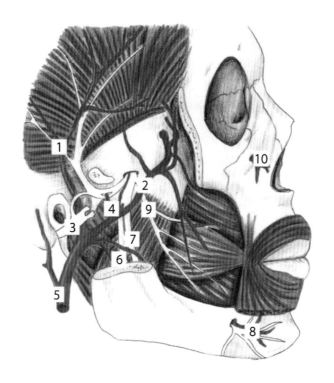

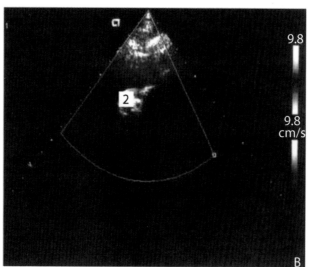

图1-12　上颌动脉

1.颞浅动脉和耳颞神经　2.上颌动脉　3.面神经　4.脑膜中动脉　5.颈外动脉　6.下牙槽神经　7.舌神经　8.颏下动脉和神经　9.颊神经　10.眶下动脉

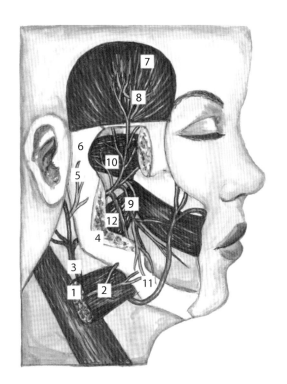

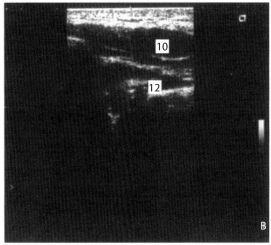

图1-13 咀嚼肌

1.咬肌　2.咬肌动脉　3.颈外动脉　4.下颌骨　5.耳颞神经　6.下颌颈　7.颞肌　8.颞肌深动脉　9.颊动脉
10.翼外肌　11.下颌支　12.翼内肌

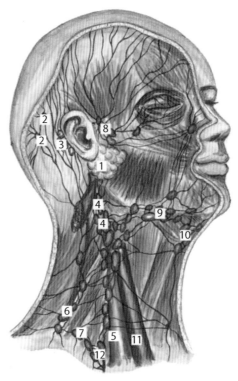

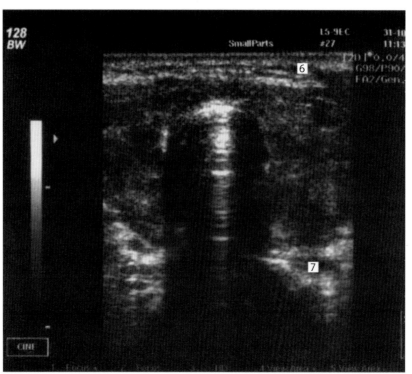

图1-14　头颈部淋巴系统

1.腮腺　2.枕淋巴结　3.耳后淋巴结　4.颈上深淋巴结　5.颈内静脉　6.颈浅淋巴结　7.颈下深淋巴结　8.耳前淋巴结　9.下颌淋巴结　10.颏下淋巴结　11.颈总动脉　12.右颈淋巴干

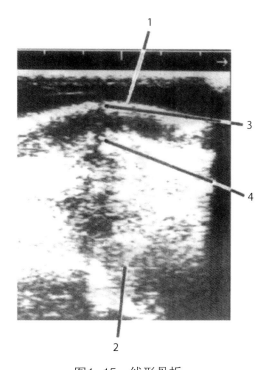

图1-15 线形骨折

1.完整骨区外骨板 2.颅内间隙 3.线形骨折 4.低回声骨折线

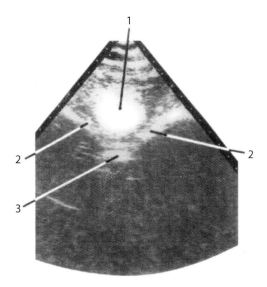

图1-16 第四脑室与脑桥间通道阻塞

1.血凝块 2.颞骨锥体顶端 3.蝶鞍

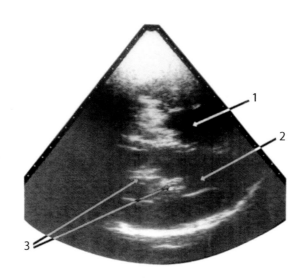

图1-17　脑室血栓

1. 左侧侧脑室　2. 右室腔内积血　3. 血凝块

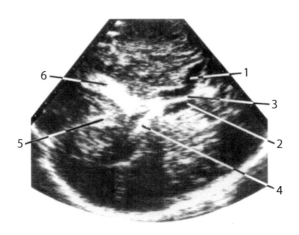

图1-18　脑室出血

1. 同侧侧脑室前角　2. 对侧侧脑室前角　3. 透明隔　4. 血管丛　5. 大脑纵裂　6. 右侧脑室后部血凝块

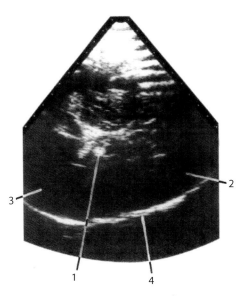

图1-19 视丘血肿

1.血凝块 2.额叶 3.枕叶 4.对侧颅骨

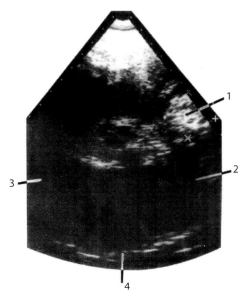

图1-20 额基底颅内血肿

1.血凝块 2.额叶 3.枕叶 4.对侧颅骨

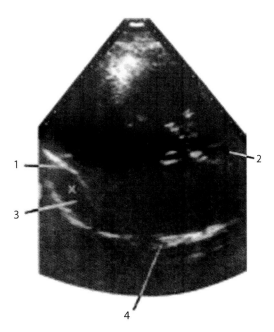

图1-21 左侧顶枕叶急性硬膜外血肿

1.边界放大现象 2.额叶 3.血肿 4.颅骨

第二章

颈部的超声形态与病理解剖

　　研究形态解剖的方法多种多样：逐层制备、横向冰冻切片、冰冻解剖、注射法、腐蚀法等。对活体的研究方法有器官内外活体透射、触诊、叩诊、听诊、X线、电子计算机断层扫描（CT）、磁共振成像（MRI），以及超声检查。形态解剖的研究可以基于解剖学图谱，提供标准的器官和邻近血管的位置及形态结构（见图2-1、图2-2）。尸体的研究提供器官的立体图像，但在这种情况下，固定剂会使人体器官及其结构遭到破坏。因此，器官在发挥功能时的形态解剖仍不清楚。

　　超声成像是基于超声在不同声学特性组织间界面产生的声波反射。超声具有良好的软组织分辨率，能有效用于检测软组织器官。这些器官含有大量的液体及不同声学特性组织形成的界面，能提供高质量的超声成像。超声检查的实时成像为检测形态解剖提供可能。因此，超声检查在研究甲状腺的形态解剖中具有非常重要的价值。

　　甲状腺的局部解剖图片提供了甲状腺及其邻近解剖结构的标准图像：血管（甲状腺上静脉、甲状腺下动脉、钩回静脉、颈总动脉、颈内静脉）、肌肉（胸骨舌骨肌、胸骨甲状肌、椎弓根肌、颈下肌、胸锁乳突肌）、器官（食管）及筋膜（见图2-3、图2-4）。

　　选择不同横断面可获取不同的超声图像。甲状腺左侧叶横断面超声图像上不仅可显示左侧叶结构，还可显示颈部皮肤、皮下脂肪、食管、左侧颈总动脉、颈内静脉和甲状腺下动脉等结构（见图2-7）。除此之外，前方的颈筋膜和颈部肌肉也能够被观察到。超声探头置于与人体正中线相垂直的平面时，可以观察甲状腺的形状和测量峡部的厚度（见图2-7）。甲状腺左右侧叶的纵切面可以得到甲状腺左右侧叶的上下径（见图2-5）。此外，超声检查还可以评估甲状腺的血供情况。

　　超声检查用于研究局部解剖的优点是它可以用于检测正常的活体解剖变异，这使得甲状腺的发育异常可视化（见图2-5、图2-6、图2-7、图2-8、图2-11、图2-12、图2-13）。这种方法使得颈部断层解剖研究成为可能。超声还可以发现器官壁和软组织的炎症（见图2-9、图2-10、图2-14）。值得一提的是，超声检查是非侵入性和低创伤性的。

超声的局部解剖在外科手术中具有重要的实用意义。前期的超声检查有助于避免医源性并发症。它还能鉴别正常的解剖变异及病理改变。超声检查有助于新手术入路的开发和评价。因此，超声检查对颈部解剖结构的研究具有重要的意义。

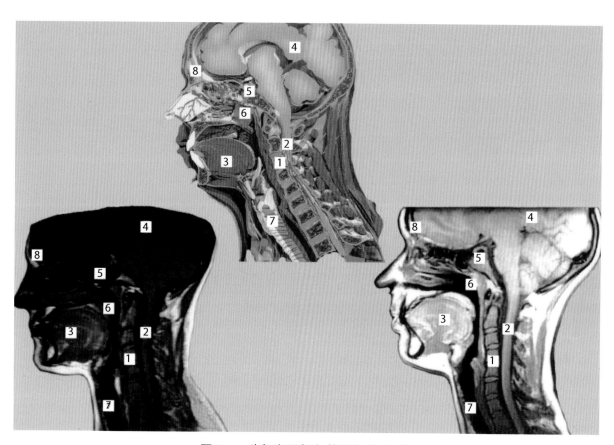

图2-1　头部和颈部矢状面切片（1）

1.脊柱　2.脊髓　3.舌头　4.大脑半球　5.蝶窦　6.鼻咽　7.声带　8.额窦

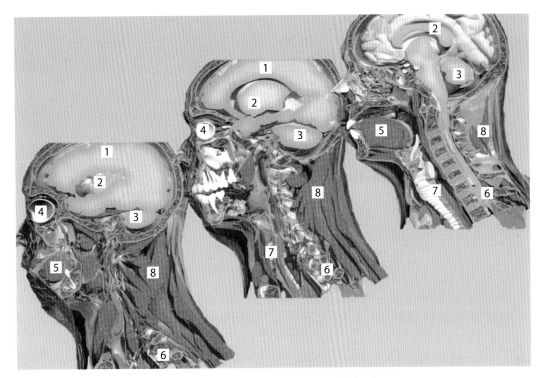

图2-2　头部和颈部矢状面切片（2）

1.大脑半球　2.间脑　3.小脑　4.眼球　5.舌头　6.脊柱　7.气管　8.颈前肌群

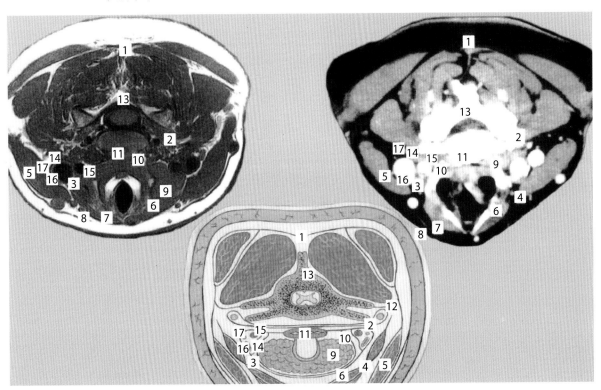

图2-3　颈部横截面

1.颈深筋膜浅层　2.翼状筋膜　3.颈深筋膜深层　4.颈深筋膜中层　5.胸锁乳突肌　6.胸骨甲状肌　7.胸骨舌骨肌　8.颈浅筋膜　9.甲状腺　10.气管前筋膜　11.食管　12.椎前筋膜　13.颈椎　14.神经血管束　15.颈总动脉　16.颈内静脉　17.迷走神经

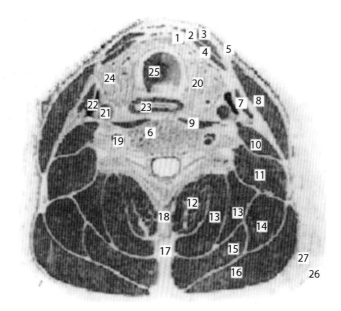

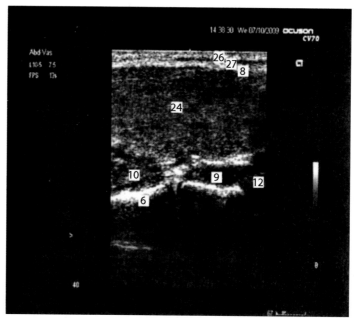

图2-4 颈部肌肉及筋膜

1.颈深筋膜中层 2.胸骨舌骨肌 3.颈浅筋膜 4.胸骨甲状肌 5.颈阔肌 6.第五颈椎椎骨 7.肩胛舌骨肌 8.胸锁乳突肌 9.颈长肌 10.前斜角肌 11.中斜角肌和后斜角肌 12.颈半棘肌 13.半棘肌 14.肩胛提肌 15.头颈夹肌 16.斜方肌 17.颈背韧带 18.颈椎棘突 19.椎动静脉 20.甲状腺左叶 21.颈总动脉 22.颈内静脉 23.食管 24.甲状腺右叶 25.气管 26.皮肤 27.皮下脂肪

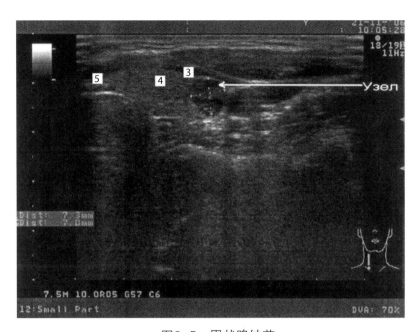

图2-5　甲状腺结节

3.甲状腺结节　4.甲状腺中上极　5.甲状腺下极

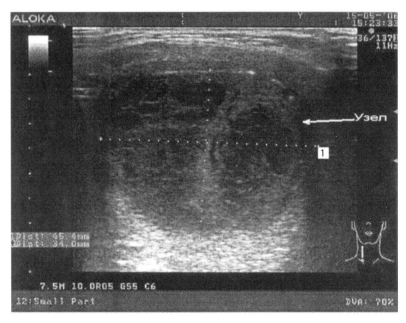

图2-6　甲状腺结节（局部放大）

1.甲状腺结节

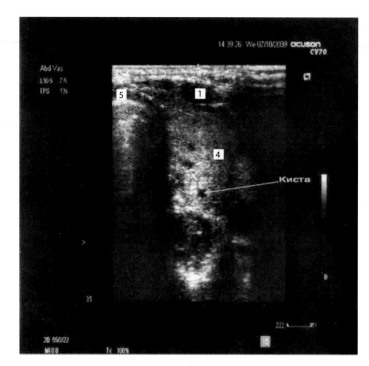

图2-7　甲状腺左侧叶囊肿

1.甲状腺囊肿　4.正常甲状腺实质　5.峡部

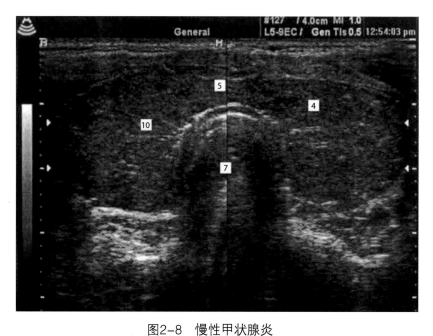

图2-8　慢性甲状腺炎

4.正常甲状腺实质　5.峡部　7.气管　10.甲状腺炎致实质回声不均

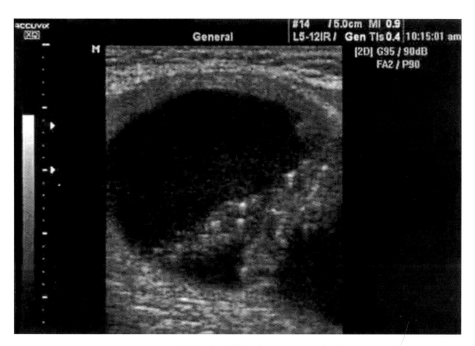

图2-9　甲状腺囊肿伴内部出血（局部放大）

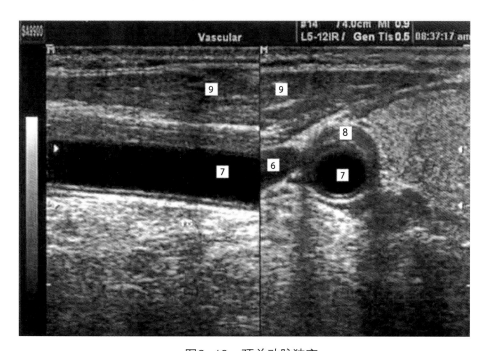

图2-10　颈总动脉狭窄

6.颈深筋膜　7.颈总动脉　8.内膜增厚　9.胸锁乳突肌

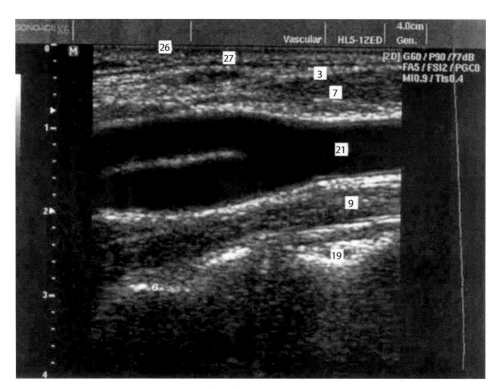

图2-11　颈动脉及椎动脉颈部肌肉和筋膜

3.颈浅筋膜　7.肩胛舌骨肌　9.颈长肌　19.椎动静脉　21.颈总动脉　26.皮肤　27.皮下脂肪

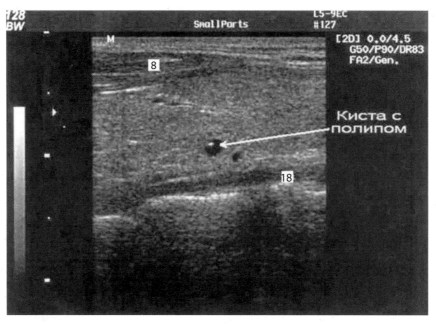

图2-12　胶质囊肿

8.胸骨甲状肌　18.气管前筋膜

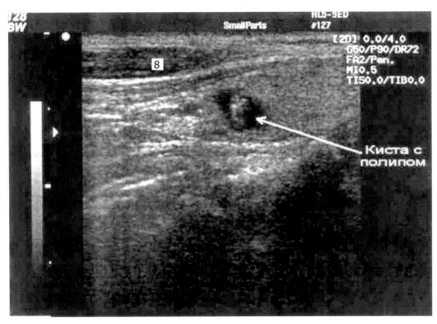

图2-13 胶质囊肿（局部放大）

8.胸骨甲状肌

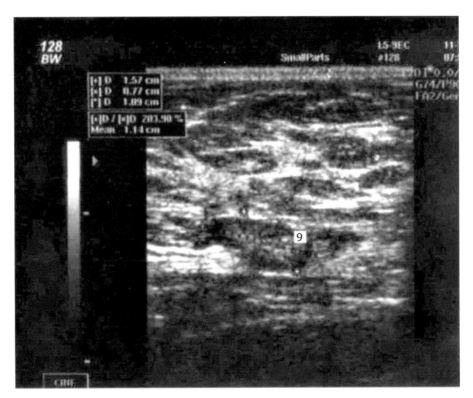

图2-14 上颌下淋巴结

9.上颌下淋巴结增大

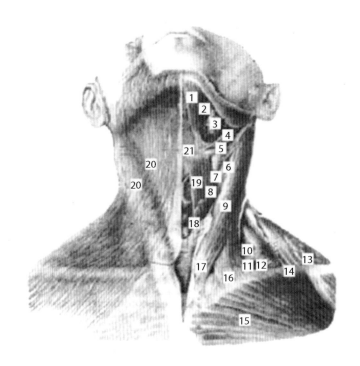

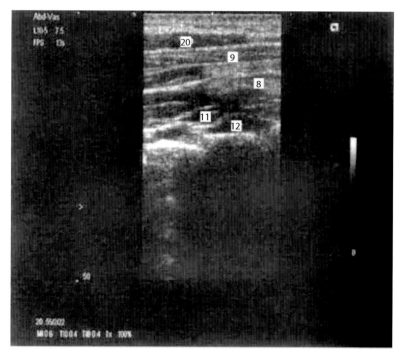

图2-15　颈部浅层肌肉

1.腹前肌　2.肌舌肌　3.颌下唾液腺　4.舌下舌肌　5.腹部后腹肌　6.颈内静脉　7.颈总动脉　8.肩胛舌骨肌上腹
9.胸锁乳突肌　10.肩胛舌骨肌下腹　11.中斜角肌　12.后斜角肌　13.斜方肌　14.锁骨　15.胸大肌　16.胸锁乳
突肌锁骨头　17.胸锁乳突肌胸骨头　18.胸骨甲状肌　19.胸骨舌骨肌　20.颈阔肌　21.舌骨

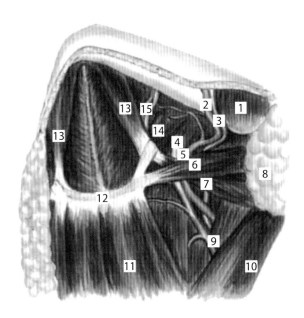

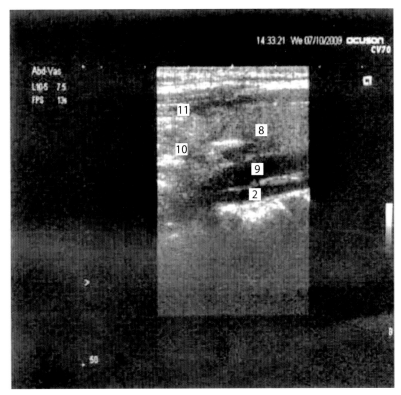

图2-16　舌骨上深部区域

1. 咀嚼肌　2. 面动脉　3. 面静脉　4. 舌下神经　5. 舌骨舌肌　6. 茎突舌骨肌　7. 二腹肌后腹　8. 腮腺　9. 面静脉
10. 胸锁乳突肌　11. 喉长肌　12. 舌骨　13. 二腹肌前腹　14. 下颌舌骨肌　15. 下颌动脉和下颌舌骨肌神经

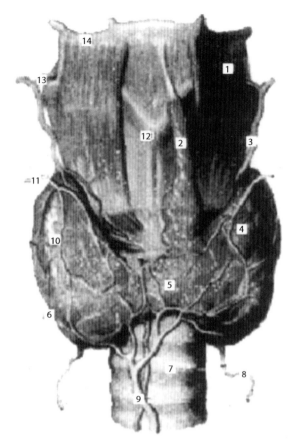

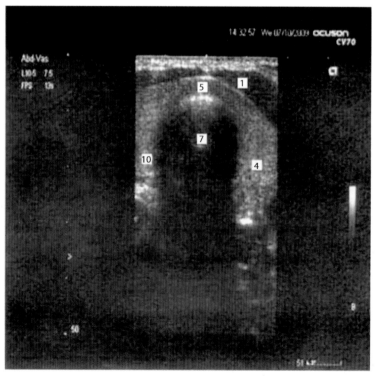

图2-17 甲状腺

1.甲状舌骨肌 2.甲状腺锥状叶 3.甲状腺上动脉 4.甲状腺左叶 5.甲状腺峡部 6.甲状腺下静脉 7.气管
8.甲状腺下动脉 9.甲状腺中静脉 10.甲状腺右叶 11.甲状腺上静脉 12.甲状旁腺 13.喉上动脉 14.舌骨

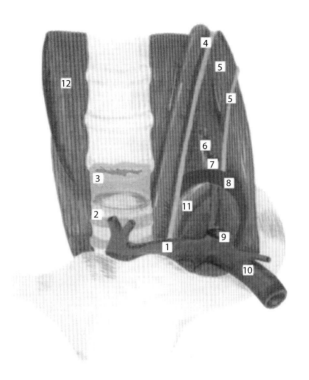

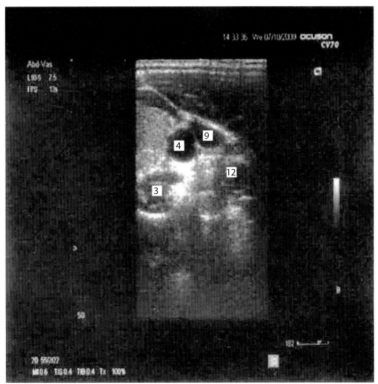

图2-18　椎动脉三角解剖

1.左头臂静脉　2.气管　3.食管　4.颈总动脉和迷走神经　5.膈神经和前斜角肌　6.椎动脉　7.椎静脉　8.胸导管
9.颈内静脉　10.左锁骨下静脉　11.左锁骨下动脉　12.头长肌及颈长肌

第三章

胸部的超声形态与病理解剖

本章将呈现胸部正常形态学与病理改变的超声逐层解剖特点，包括浅表结构（皮肤、皮下脂肪、浅肌层与深肌层、肋骨、韧带）、体表器官（乳腺与淋巴结）与深部器官（心脏、升主动脉、降主动脉、主动脉弓、肺与胸膜）（见图3-1、图3-2、图3-3、图3-4）。

本章呈现了皮肤、皮下脂肪、浅肌层与深肌层、皮下血管与胸主动脉的超声图像（见图3-7、图3-8），并通过对比局部解剖学的数据核实了心底、心尖与心室的超声图像（见图3-5、图3-6、图3-9、图3-10、图3-11）。

超声心动图（echocardiography，EchoCG）是通过超声波反射来研究心脏的一种方法。大约40年前，I. Edler与C. Hertz首次使用超声脉冲回波研究心脏。现在超声心动图已成为一项复杂且应用广泛的诊断方法，通过一维、二维与多普勒超声，可测量心室体积、研究天然瓣膜与人工瓣膜的形态及功能、评估心肌的收缩活动、确定心内血液分流的位置与体积，以及心内结构。二维超声心动图（B型）是一种可实时获取心脏长轴与短轴断层图像的技术，它包含以下特征。

1. 各心室的大小与体积，心壁的厚度，左室心肌的重量。

2. 心室整体与局部收缩功能的评价。

3. 评估心包积液量。

4. 瓣膜及瓣膜下结构的先天发育异常与获得性病变。

5. 房间隔与室间隔缺损（数目与位置）。

6. 心脏出口的异常。

7. 心脏肿瘤与心内血凝块。

超声心动图提高了先天性与后天性心脏疾病的临床诊断准确性（见图3-12、图3-13）。超声心动图方便易行且提供的诊断信息多，可避免复杂的侵入性检查，已成为心脏手术前不可或缺的检查手段。

一维超声心动图（M型）是一种实时记录心壁与瓣膜运动的成像技术，通过单声束反射获取心脏运动信息，目前已成为心脏超声成像的一个辅助手段，主要用于数据测量。

甲状腺疾病与乳腺疾病存在的某种联系吸引了内分泌学家、生殖内分泌学家、乳腺病学家与超声诊断医生的关注。

众所周知，下丘脑控制着垂体-甲状腺系统与垂体-性腺系统，同时，在很大程度上控制各个内分泌系统的功能联系。下丘脑的内侧基底部的神经元合成促性腺激素释放激素并将之释放入垂体的门脉系统。而下丘脑的视叶前区内的神经元合成促甲状腺激素释放激素，刺激垂体的腺细胞分泌促甲状腺激素。垂体-甲状腺轴功能异常不仅影响促性腺激素的分泌，也影响催乳素的分泌。因此，下丘脑的促甲状腺激素释放激素很可能同时刺激促甲状腺激素与催乳素的分泌。血浆T3与T4水平升高可抑制催乳素的分泌，而血浆T3与T4水平下降可通过促甲状腺激素释放激素促进催乳素的分泌，因此导致高催乳素血症。

随着高频超声探头的改进与数据处理技术的进步，超声诊断的重要性已大幅提升。

目前，乳腺的超声检查是最易获取的检查方式。它经济、无创、无禁忌证，对人体不会产生药物或辐射损害，可提供有价值的诊断信息。彩色多普勒成像（CDI）和能量多普勒成像（PDI）可以提供正常乳腺、乳腺弥漫性病变和乳腺局灶性病变的血流动力学诊断信息。

采用以下的标准扫描模式实现复杂超声研究。

1. 灰阶（B型）。

2. 彩色多普勒成像包括血流能量与速率。

3. 频谱多普勒成像。

有时，超声三维重建技术可用于更立体地呈现各器官间的解剖关系。存在以下情况均应接受超声检查。

1. 甲状腺或乳腺触诊发现肿物。

2. 任何类型的乳腺疾病。

3. 任何类型的甲状腺功能异常。

4. 乳腺导管堵塞或乳腺炎病史。

5. 乳腺损伤。

6. 乳腺钼靶改变。

7. 严重的乳腺疾病与甲状腺疾病家族史。

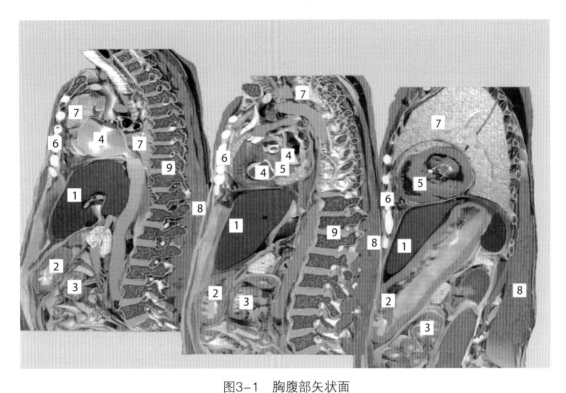

图3-1 胸腹部矢状面

1.肝脏 2.大肠 3.小肠袢 4.右心房 5.左心室 6.胸骨 7.肺 8.背部肌肉 9.脊柱

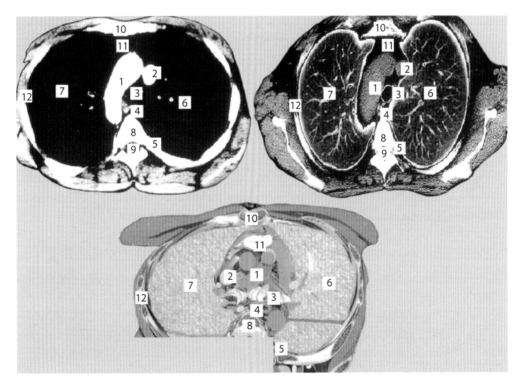

图3-2 胸部横断面

1.主动脉弓 2.上腔静脉 3.气管 4.食管 5.交感神经干 6.右肺 7.左肺 8.椎体 9.脊髓 10.胸骨 11.前纵隔 12.胸膜

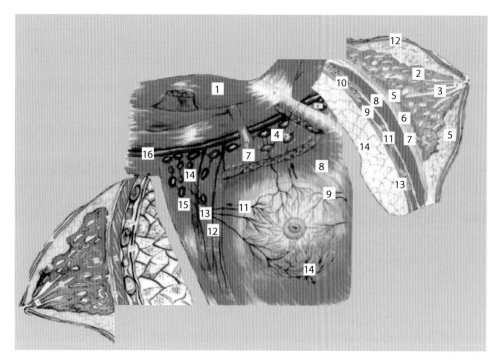

图3-3　乳腺的局部解剖

1.三角肌　2.斜方肌　3.胸锁乳突肌　4.锁骨上淋巴结　5.锁骨　6.锁骨下淋巴结　7.胸小肌　8.胸大肌　9.胸骨旁淋巴管结　10.上腹与膈下淋巴结　11.腋窝淋巴结　12.胸廓外静脉　13.乳腺周围神经与淋巴结　14.腋神经　15.背阔肌　16.腋静脉

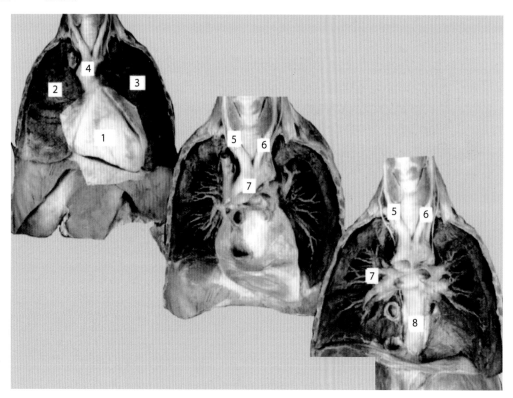

图3-4　胸部的局部解剖

1.心脏　2.右肺　3.左肺　4.主动脉弓　5.右颈总动脉　6.左颈总动脉　7.支气管　8.胸主动脉

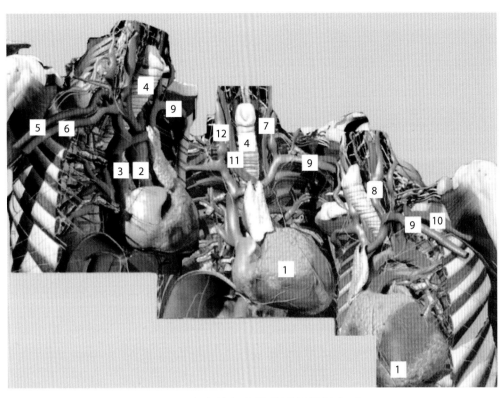

图3-5　大血管与心脏的局部解剖（1）

1.心脏　2.下腔静脉　3.右颈总动脉　4.气管　5.颈内静脉　6.左锁骨下静脉　7.左锁骨下动脉　8.左颈总动脉
9.肋间动静脉　10.肋间后动脉　11.头臂干　12.右锁骨下静脉

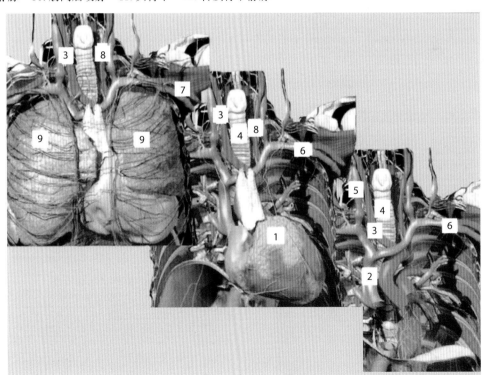

图3-6　大血管与心脏的局部解剖（2）

1.心脏　2.下腔静脉　3.右颈总动脉　4.气管　5.颈内静脉　6.左锁骨下静脉　7.左锁骨下动脉　8.左颈总动脉
9.肋间动静脉

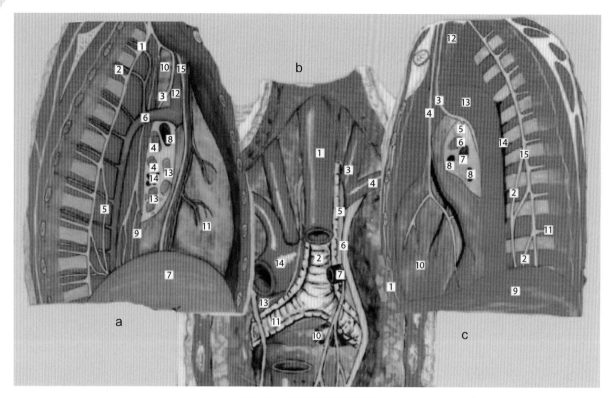

图3-7　肺门的局部解剖

a: 1.交感神经干　2.肋间动脉与肋间神经　3.迷走神经　4.肺动脉　5.内脏大神经　6.奇静脉　7.横膈　8.右主支气管　9.食管　10.气管　11.肺　12.上腔静脉　13.肺静脉　14.淋巴结　15.膈神经

b: 1.食管　2.气管　3.颈总动脉　4.锁骨下动脉　5.喉返神经　6.迷走神经　7.半奇静脉　10.气管支气管淋巴结　11.左主支气管　13.左肺动脉　14.主动脉弓

c: 1.内脏大神经　2.内脏小神经　3.迷走神经　4.膈神经　5.喉返神经　6.肺动脉　7.左主支气管　8.肺静脉　9.横膈　10.心包膜　11.肋间交感神经　12.胸骨下动脉　13.主动脉弓　14.半奇静脉　15.交感神经干

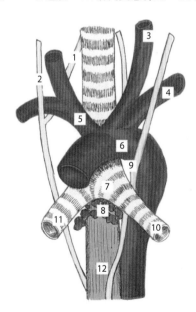

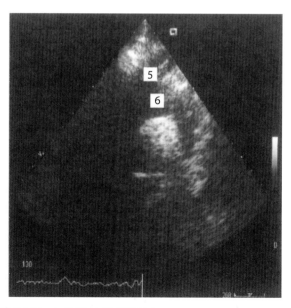

图3-8　气管分叉与主动脉的局部解剖

1.右侧喉返神经　2.迷走神经　3.颈总动脉　4.锁骨下动脉　5.头臂干　6.主动脉弓　7.气管分叉　8.气管支气管淋巴结　9.左侧喉返神经　10.左主支气管　11.右主支气管　12.食管

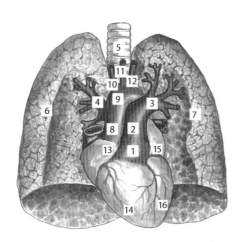
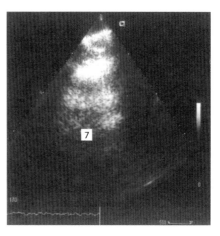

图3-9 心脏与肺的局部解剖

1. 动脉圆锥 2. 肺动脉干 3. 左肺动脉 4. 右肺动脉 5. 气管 6. 右肺 7. 左肺 8. 升主动脉 9. 主动脉弓
10. 头臂干 11. 颈总动脉 12. 锁骨下动脉 13. 右心房 14. 右心室 15. 左心房 16. 左心室

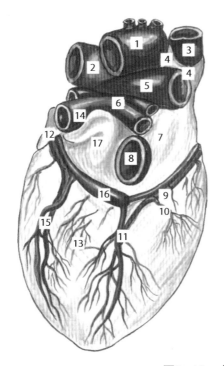
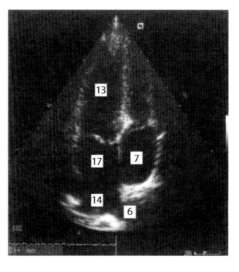

图3-10 心脏的局部解剖

1. 主动脉弓 2. 左肺动脉 3. 上腔静脉 4. 心包反折线 5. 右肺动脉 6. 右肺静脉 7. 右心房 8. 下腔静脉 9. 右
冠状动脉 10. 右心室血管 11. 冠状静脉中央支与冠状动脉右降支 12. 左心耳 13. 左心室 14. 左肺静脉 15. 左
心室血管 16. 冠状静脉窦 17. 左心房

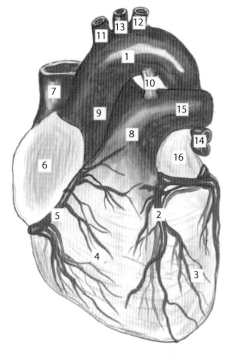
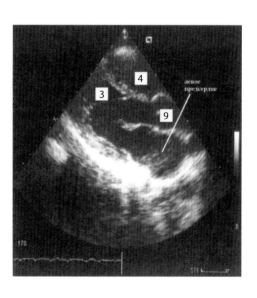

图3-11　心脏与大血管的局部解剖

1. 主动脉弓　2. 左冠状动脉　3. 左心室　4. 右心室　5. 右冠状动脉　6. 右心耳　7. 上腔静脉　8. 肺动脉干　9. 升主动脉　10. 动脉韧带　11. 头臂干　12. 左锁骨动脉　13. 左颈总动脉　14. 左肺静脉　15. 肺动脉干左支　16. 左心耳

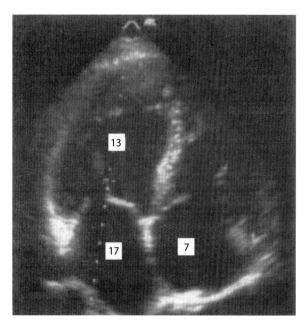

图3-12　心室扩张

7. 右心房　13. 左心室　17. 左心房

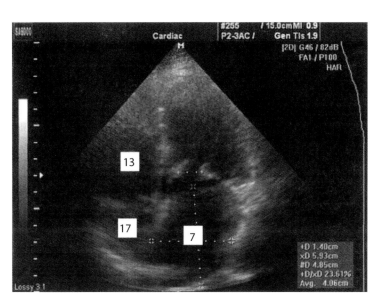

图3-13　二尖瓣狭窄

7. 右心房　13. 左心室　17. 左心房

第四章

腹部的超声形态与病理解剖

关于腹部解剖超声的图像仍面临一些问题，如前后腹壁的逐层结构（见图4-1、图4-6），腹腔器官的毗邻关系（见图4-2至图4-5、图4-7），血管系统、小系膜和结肠系膜等附件的连接等（见图4-8、图4-9、图4-24、图4-25）。以下将介绍及比较不同解剖结构的分布特点，如肝脏（见图4-10至图4-17）、胆囊（见图4-18、图4-19、图4-32）和脾脏（见图4-20至图4-23）等器官。

肝脏的主要病理改变有肝血管瘤、结石、肝囊肿和肿瘤（见图4-26、图4-27、图4-28、图4-29）。胆囊的主要病理改变有急性胆囊炎、胆结石、胆囊发育异常（见图4-30、图4-31、图4-33、图4-34）。副脾也有描述（见图4-22、图4-23、图4-35）。有关腹腔脏器的形态和病理的新数据对于正确诊断和鉴别诊断有重要意义，这些数据对不同专业的学生和医生，尤其对超声诊断医生来说都是有用的。通过比对解剖图片和超声图像，之前被忽略的正常或病理状态的超声图像细节可以更多地被检测出来。

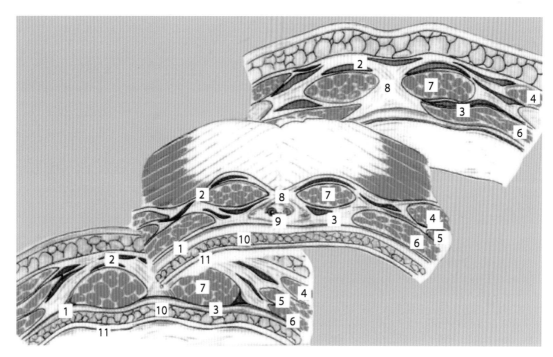

图4-1　前腹壁逐层解剖

1.腹横筋膜　2.腹直肌鞘前层　3.腹直肌鞘后层　4.腹外斜肌　5.腹间斜肌　6.腹直肌　7.白线　8.肝圆韧带　9.冠状韧带　10.腹膜　11.腹膜下筋膜

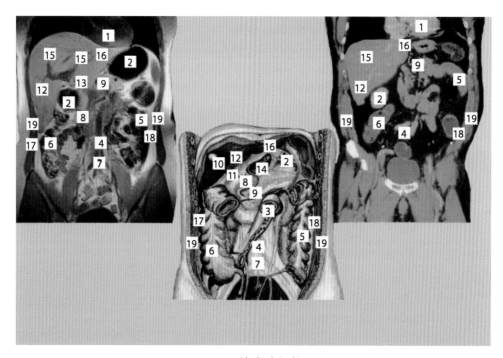

图4-2　前腹腔矢状面

1.心　2.胃　3.小肠　4.腹主动脉　5.降结肠　6.升结肠　7.下腔静脉　8.升结肠　9.胰头　10.胆囊　11.胆总管　12.肝右叶　13.门静脉　14.肝尾状叶　15.肝静脉　16.肝左叶　17.右外侧腹腔　18.左外侧腹腔　19.侧腹壁

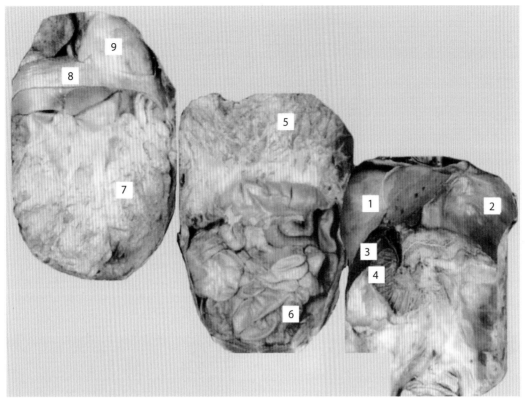

图4-3 腹部大体解剖

1.肝 2.心包 3.胆囊 4.十二指肠 5.大网膜（上翻） 6.回肠 7.大网膜 8.膈肌 9.心脏

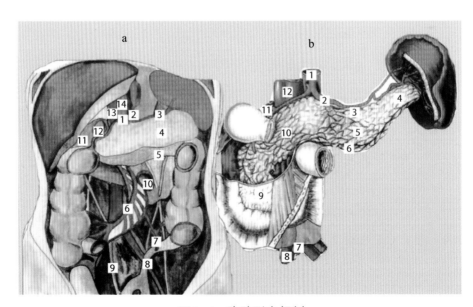

图4-4 腹腔形态解剖

a: 1.腹腔干 2.胃右动脉 3.脾动脉 4.胰动脉 5.横结肠系膜 6.肠系膜上动脉 7.乙状结肠动脉 8.乙状结肠系膜 9.输尿管 10.空肠上段 11.十二指肠降部 12.十二指肠水平部 13.下腔静脉 14.腹主动脉

b: 1.腹主动脉 2.脾动脉 3.胰腺上缘 4.胰腺尾部 5.胰腺前部 6.胰腺下部 7.髂总动脉 8.髂总静脉 9.胰头 10.胰腺 11.肝门静脉 12.上腔静脉

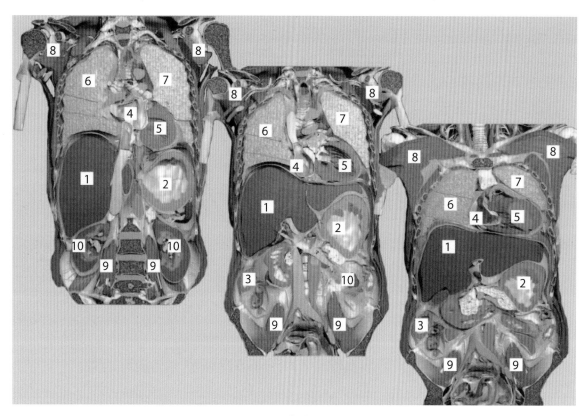

图4-5　胸腹部正面

1.肝　2.胃　3.大肠　4.左心房　5.左心室　6.右肺　7.左肺　8.胸大肌　9.腰大肌　10.肾脏

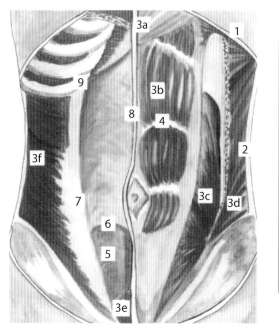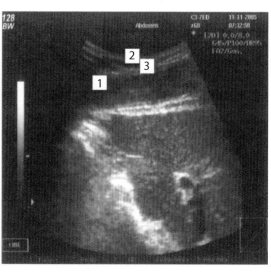

图4-6　前外侧腹壁形态解剖

1.皮肤　2.腱划　3.皮下脂肪　3a.腹直肌鞘　3b.腹直肌　3c.腹内斜肌　3d.腹外斜肌　3e.锥状肌　3f.腹横肌
4.前腹壁肌肉　5.横筋膜　6.半环线（道格拉斯线）　7.半月线（Spiegelian线）　8.腹白线　9.肋弓

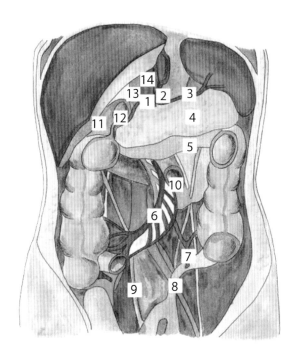

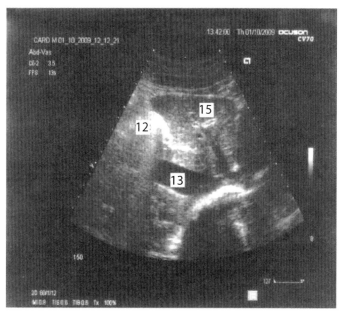

图4-7 正常腹腔器官位置

1.腹腔干 2.胃右动脉 3.脾动脉 4.胰腺 5.横结肠肠系膜 6.肠系膜上血管 7.乙状结肠动脉 8.乙状结肠系膜 9.右输尿管 10.空肠的起始段 11.十二指肠降段 12.十二指肠水平段 13.下腔静脉 14.腹主动脉 15.肝左叶

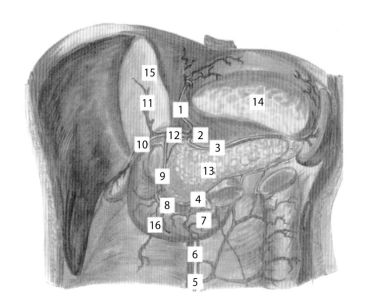

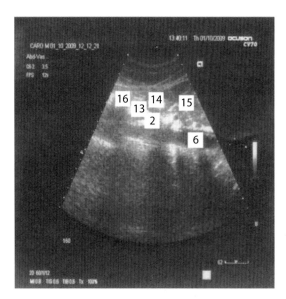

图4-8 上腹部动脉（1）

1.胃左动脉 2.腹腔干 3.脾动脉 4.肠系膜上动脉 5.肠系膜下动脉 6.腹主动脉 7.胰十二指肠下动脉 8.胰十二指肠上动脉 9.胃十二指肠动脉 10.肝右动脉 11.肝左动脉 12.肝总动脉 13.胰腺 14.胃 15.肝左叶 16.十二指肠

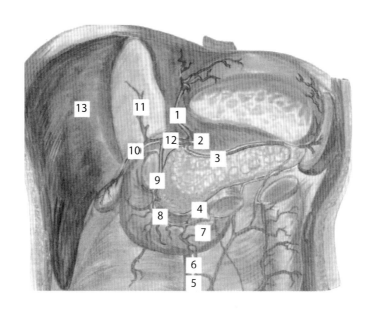

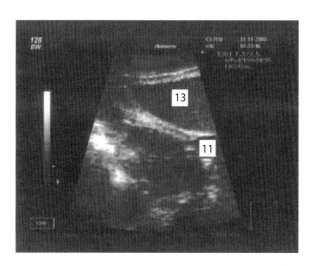
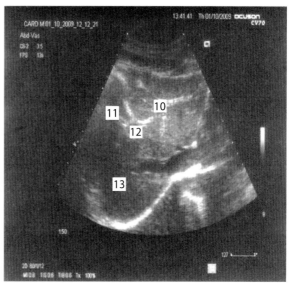

图4-9　上腹部动脉（2）

1.胃左动脉　2.腹腔干　3.脾动脉　4.肠系膜上动脉　5.肠系膜下动脉　6.腹主动脉　7.胰十二指肠下动脉　8.胰十二指肠上动脉　9.胃十二指肠动脉　10.肝右动脉　11.肝左动脉　12.肝总动脉　13.肝脏

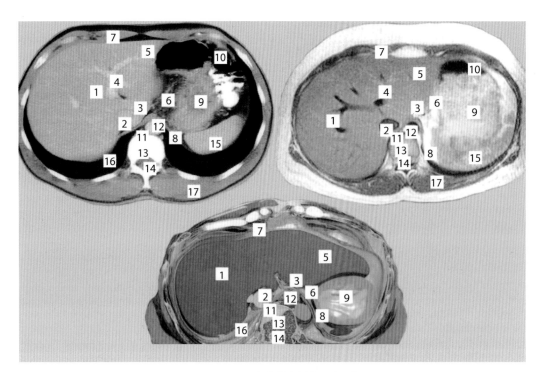

图4-10　肝脏水平横断面（1）

1.肝右叶　2.下腔静脉　3.肝尾状叶　4.门静脉　5.肝左叶　6.胃左动脉　7.腹直肌　8.膈肌　9.胃　10.横结肠
11.胸导管　12.腹主动脉　13.椎体　14.椎管和脊髓　15.脾　16.右肺　17.背阔肌

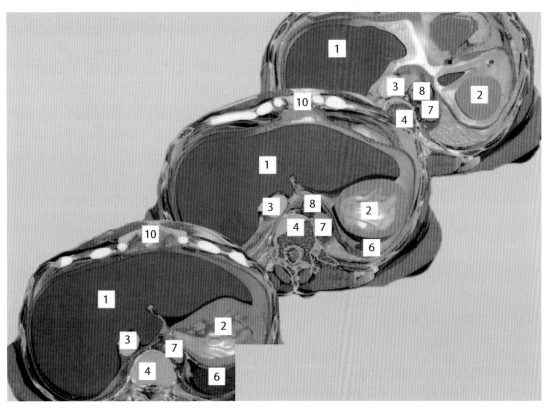

图4-11　肝脏水平横断面（2）

1.肝　2.胃　3.下腔静脉　4.椎体　6.脾　7.腹主动脉　8.食管　10.胸骨

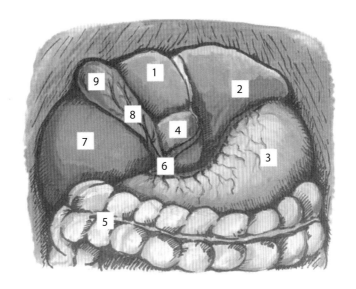

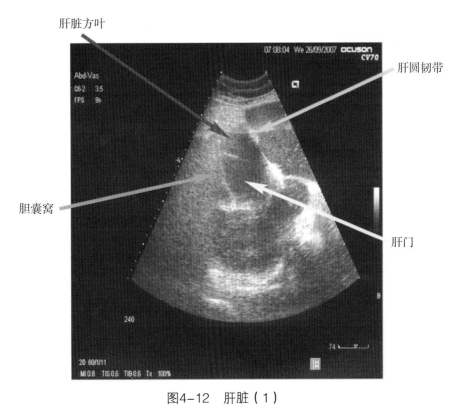

图4-12 肝脏（1）

1.方叶 2.肝左叶 3.胰腺 4.尾状叶 5.结肠 6.胆囊颈 7.肝右叶 8.胆囊体 9.胆囊底

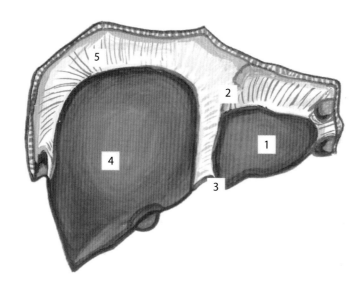

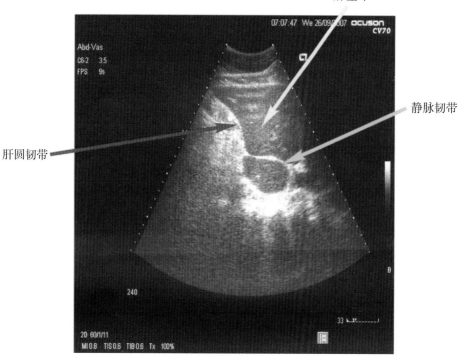

图4-13　肝脏（2）

1.肝左叶　2.镰状韧带　3.肝圆韧带裂　4.肝右叶　5.冠状韧带

皮肤

皮下脂肪

前腹壁肌肉

肝左叶

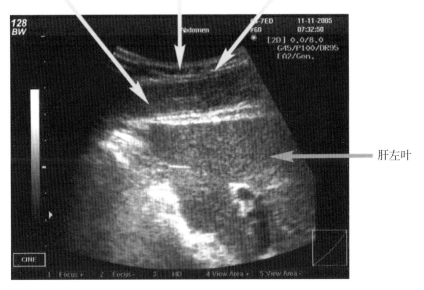

图4-14　肝脏（3）

尾状叶

门静脉左支

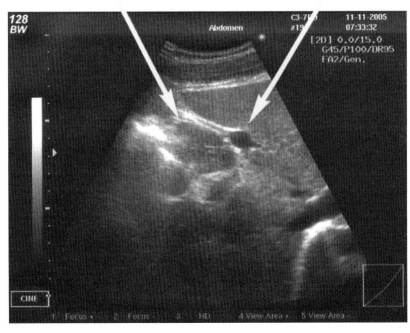

图4-15　肝脏（4）

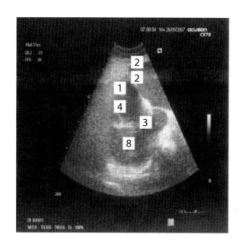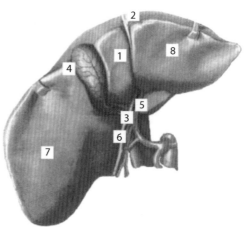

图4-16　肝脏（5）

1.肝方叶　2.肝圆韧带裂　3.肝门　4.胆囊床　5.肝固有动脉　6.胆总管　7.肝右叶　8.肝左叶

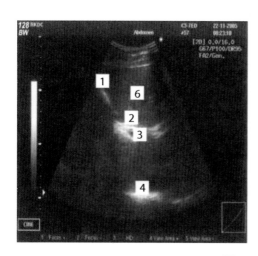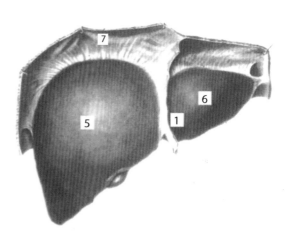

图4-17　肝脏（6）

1.肝圆韧带裂　2.左肝内胆管　3.门静脉左支　4.静脉韧带切迹　5.肝右叶　6.肝左叶　7.冠状韧带

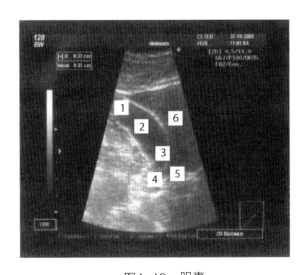

图4-18　胆囊

1. 胆囊底　2. 胆囊体　3. 胆囊颈部　4. 胆囊管　5. 胆总管　6. 肝脏

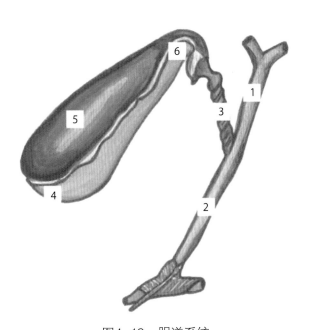

图4-19　胆道系统

1. 肝总管　2. 胆总管　3. 胆囊管　4. 胆囊底　5. 胆囊体　6. 胆囊颈

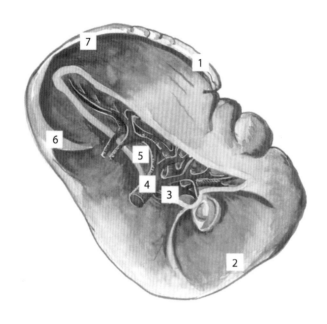

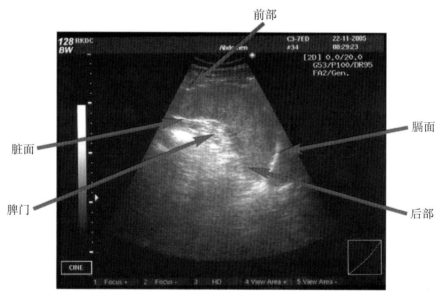

图4-20 脾脏（1）

1.脾上缘 2.脾前缘 3.脾静脉 4.脾动脉 5.脾门 6.脾下缘 7.脾后缘

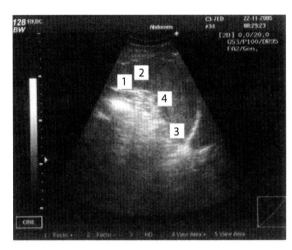
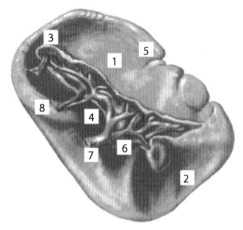

图4-21　脾脏（2）

1.脏面　2.脾前缘　3.脾后缘　4.脾门　5.脾上缘　6.脾静脉　7.脾动脉　8.脾下缘

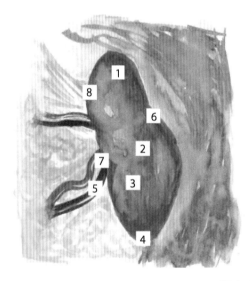

副脾

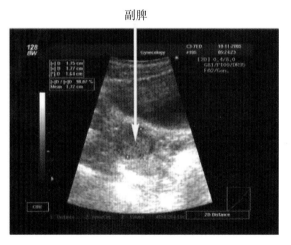

图4-22　脾脏（3）

1.前端　2.膈面　3.脾实质　4.后端　5.脾静脉　6.脾切迹　7.脾动脉　8.脾后缘

副脾

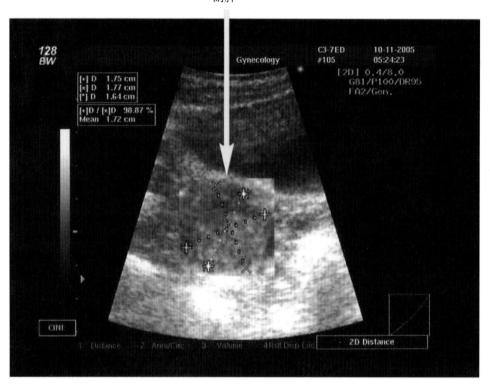

图4-23　脾脏（4）

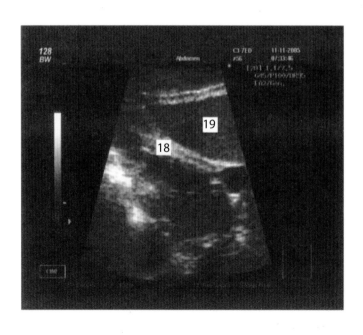

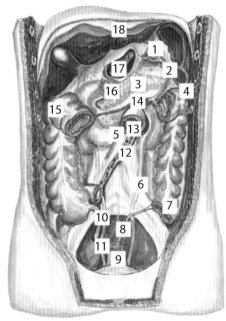

图4-24　小肠系膜和结肠系膜附着连接处（1）

1.贲门　2.胃脾韧带　3.胰腺　4.膈结肠韧带　5.十二指肠升部　6.左侧输尿管黏膜　7.乙状结肠　8.乙状结肠系膜　9.直肠　10.阑尾　11.右侧输尿管黏膜　12.肠系膜根部　13.十二指肠空肠连接处　14.横结肠系膜　15.结肠右曲　16.肝胃网膜　17.胃　18.肝镰状韧带　19.肝圆韧带

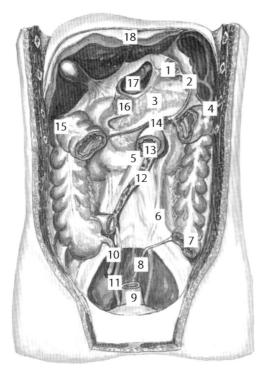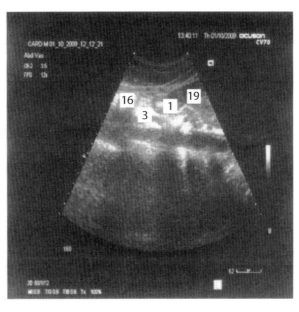

图4-25　小肠系膜和结肠系膜附着连接处（2）

1.贲门　2.胃脾韧带　3.胰腺　4.膈结肠韧带　5.十二指肠升部　6.左侧输尿管黏膜　7.乙状结肠　8.乙状结肠系膜　9.直肠　10.阑尾　11.右侧输尿管黏膜　12.肠系膜根部　13.十二指肠空肠连接处　14.横结肠系膜　15.结肠右曲　16.肝胃网膜　17.胃　18.肝镰状韧带　19.肝左叶

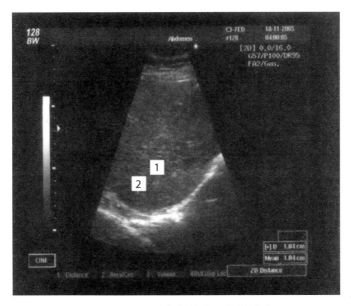

图4-26　肝脏病理（肝血管瘤）

1.肝右叶　2.肝右叶血管瘤

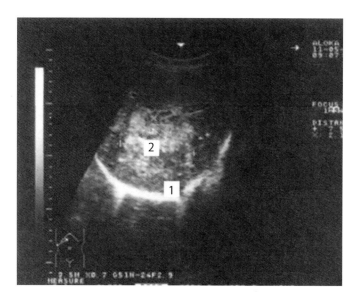

图4-27　肝右叶肿瘤

1.肝右叶　2.肝肿瘤

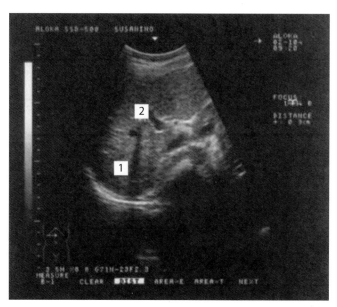

图4-28　肝胆管结石

1.肝　2.结石

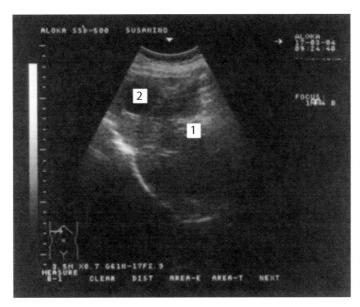

图4-29 肝囊肿

1. 肝 2. 囊肿

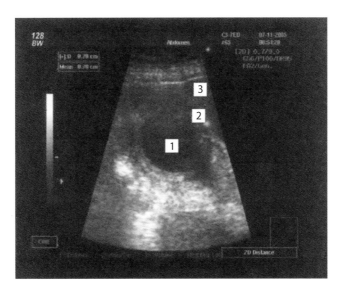

图4-30 胆囊病理（急性胆囊炎）

1. 胆囊体 2. 胆囊壁增厚 3. 肝脏

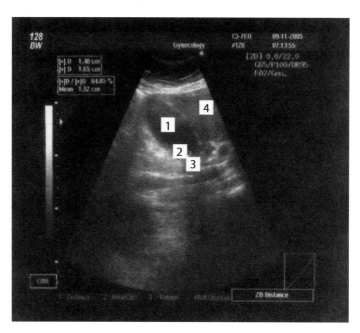

图4-31　胆结石

1.胆囊体　2.胆囊管　3.结石　4.肝脏

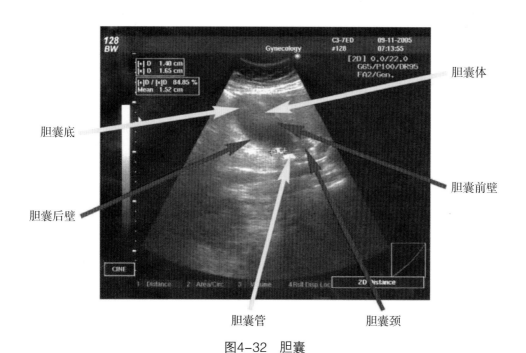

图4-32　胆囊

胆囊分隔

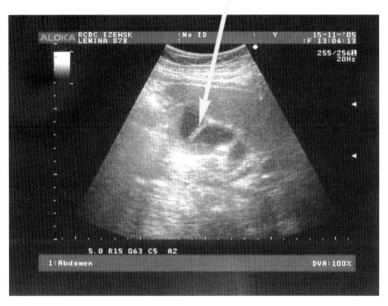

图4-33　胆囊发育异常（1）

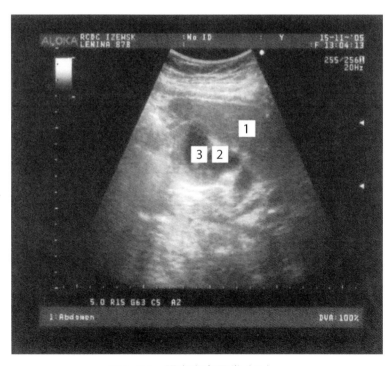

图4-34　胆囊发育异常（2）

1.肝　2.胆囊　3.胆囊分隔

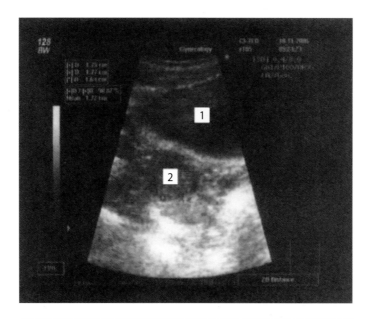

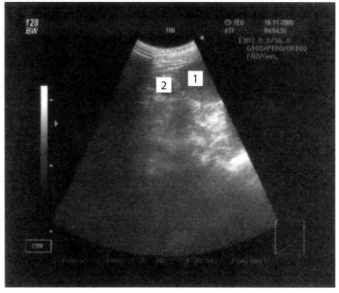

图4-35　脾脏病理

1. 脾　2. 副脾

第五章

腹膜后间隙的超声形态与病理解剖

本章逐层展示腹膜后间隙的解剖图和病理改变（见图5-1、图5-2）。将腹主动脉和肾脏通过血管造影进行对比分析（见图5-3）。在增强状态下，肾脏的肾锥体、实质、肾窦、上极、集合系统能较好地分辨开（见图5-4至图5-7）。肾血管循环以肾动脉、叶间动脉、小叶间动脉为代表（见图5-8）。胰腺超声检查可为胰腺、腹腔干、腹主动脉、肝右动脉和肠系膜上静脉相关疾病诊断提供重要的诊断信息（见图5-9）。

由慢性胰腺炎、胰腺囊肿、肾囊肿、尿石症、肿瘤和肾血管瘤导致的胰腺实质结构的改变，对诊断具有重要价值（见图5-10至图5-15）。超声检查扩大了腹膜后器官局灶性和弥漫性病变的鉴别诊断范围，以及与特定疾病诊断的病理形态解剖的联系，提供了一种新的、有前景的、无创的检查方法。

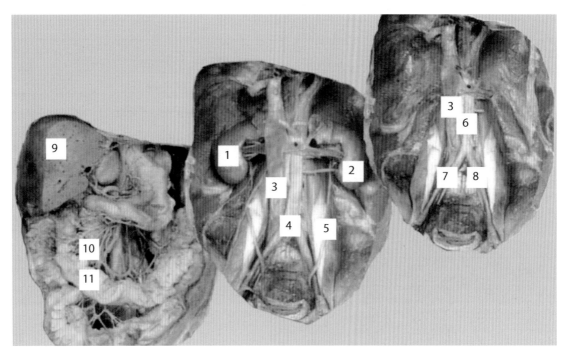

图5-1　腹膜后间隙器官

1.右肾　2.左肾　3.下腔静脉　4.腹主动脉分叉　5.输尿管　6.腹主动脉　7.右髂动脉　8.左髂动脉　9.肝
10.空肠　11.回肠

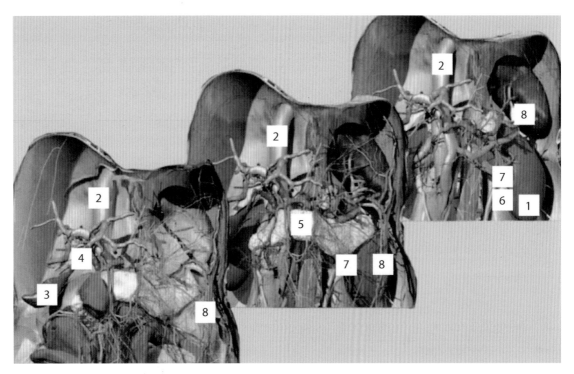

图5-2　腹膜后间隙血管

1.肾动脉　2.下腔静脉　3.胆囊　4.胆囊管　5.胰腺　6.输尿管　7.肾静脉　8.脾动静脉

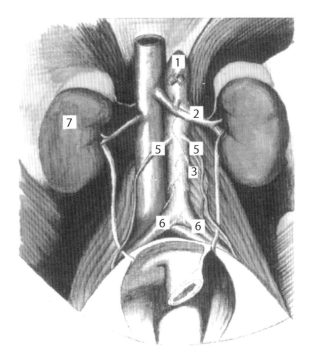

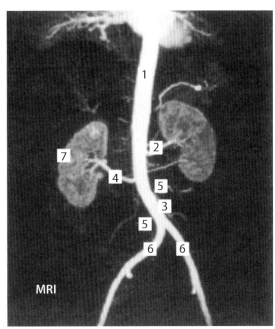

图5-3 腹主动脉和肾脏血管造影术

1.腹主动脉 2.肾动脉 3.肠系膜下动脉 4.肾动脉 5.腰动脉 6.髂总动脉 7.肾脏

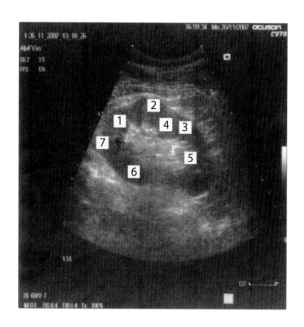

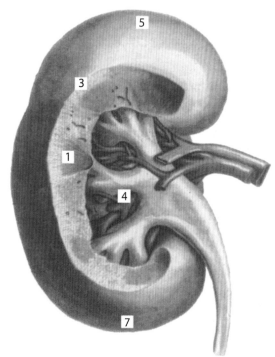

图5-4　肾脏（1）

1.肾锥体（肾髓质）　2.肾外侧包膜　3.肾实质（肾皮质）　4.肾窦　5.肾上极　6.肾内侧　7.肾下极

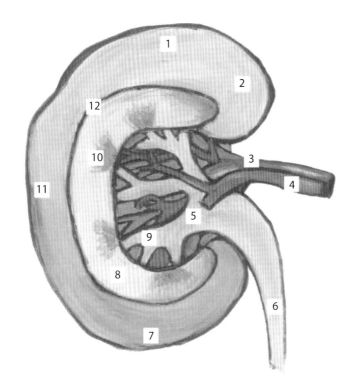

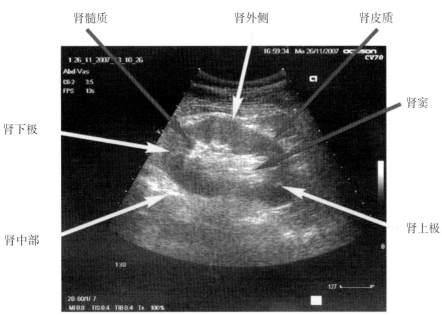

图5-5　肾脏（2）

1. 肾上极　2. 肾内侧　3. 肾静脉　4. 肾动脉　5. 肾盂　6. 输尿管　7. 肾下极　8. 肾髓质　9. 肾盏　10. 肾锥体　11. 肾外侧　12. 肾实质

肾髓质　　　肾外侧　　　肾皮质

肾下极

肾中部

肾窦

肾门

肾上极

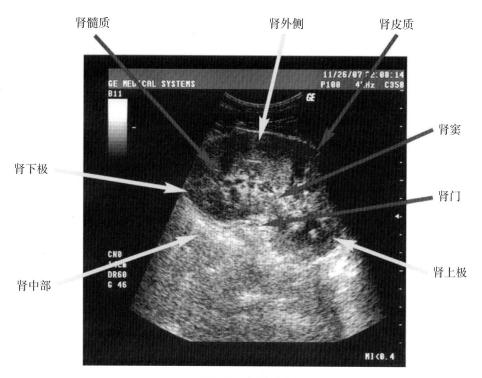

图5-6　肾脏（3）

肾盂肾盏
集合系统

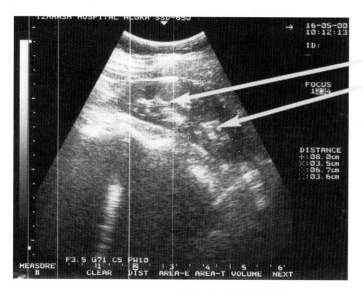

图5-7　肾脏（4）

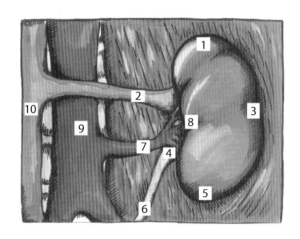

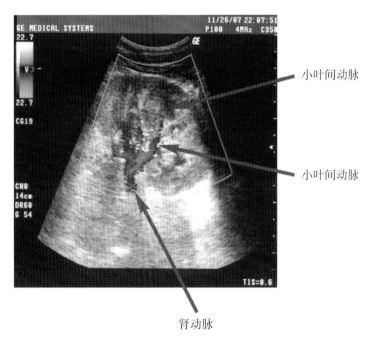

小叶间动脉

小叶间动脉

肾动脉

图5-8　肾循环

1.肾上极　2.肾静脉　3.肾外侧　4.肾门　5.肾下极　6.输尿管　7.肾动脉　8.肾内侧　9.腹主动脉　10.下腔静脉

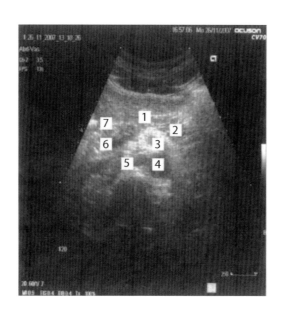

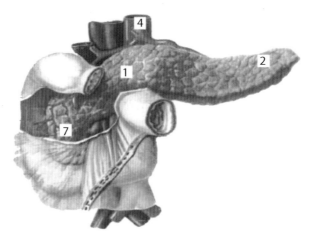

图5-9　胰腺

1.胰体　2.胰尾　3.腹腔干　4.腹主动脉　5.肝右动脉　6.肠系膜上静脉　7.胰头

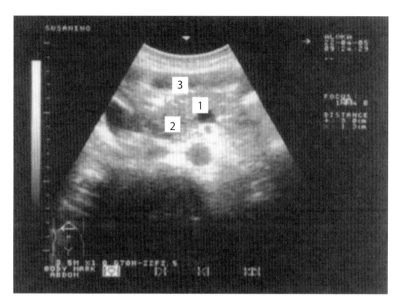

图5-10　胰腺病理（慢性胰腺炎）

1.胰体实质结构改变　2.胰头实质结构改变　3.肝脏

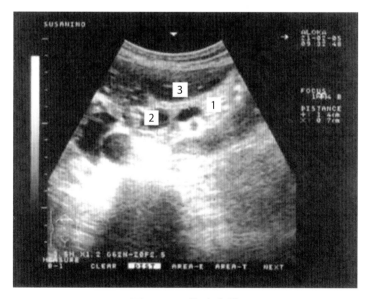

图5-11　胰腺囊肿

1.胰腺　2.胰腺囊肿　3.肝脏

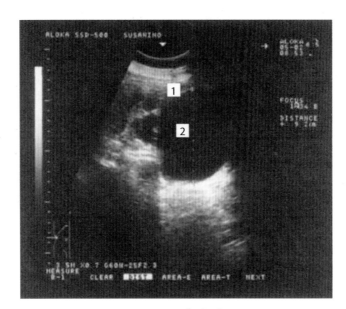

图5-12　肾囊肿

1. 肾脏　2. 囊肿

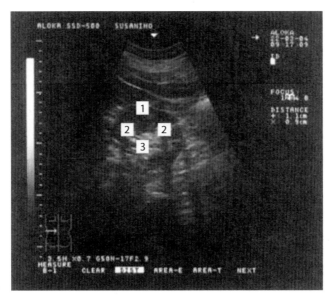

图5-13　尿石症

1. 肾脏　2. 肾盂结石　3. 肾盂

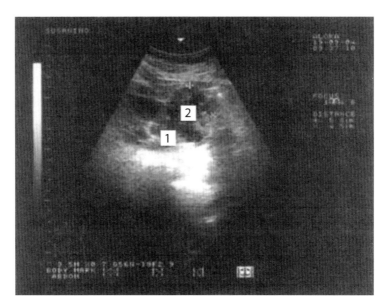

图5-14　肾肿瘤

1.肾脏　2.肾肿瘤

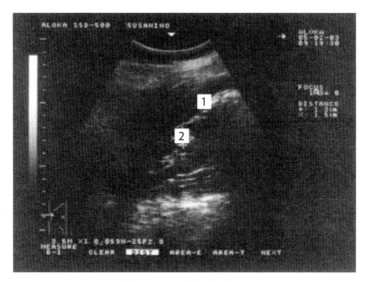

图5-15　肾血管瘤

1.肾脏　2.血管瘤

第六章

骨盆的超声形态与病理解剖

一、骨盆器官的形态解剖

小骨盆分为三部：上部、中部、下部。

盆腔上部为腹膜囊向下延至小骨盆区域，称为腹膜腔，其中包含直肠和膀胱的主要部分。女性还包含子宫。

盆腔中部位于腹膜壁层和肛提肌之间，肛提肌上覆盖筋膜膈肌。这个区域除了脂肪细胞组织，还包含小骨盆的主要血管和淋巴管，以及神经干，称为腹膜下腔。

小骨盆的下部包含坐骨直肠窝，称为皮下盆腔。它位于皮肤表面和覆盖着筋膜膈肌的肛提肌之间，其中包括主动脉和神经干的末梢分支。

小骨盆上部的检查应集中于腹膜两侧皱褶。在男性和女性中，分别称为直肠膀胱壁和直肠子宫壁，其中包含平滑肌。在女性中，直肠子宫壁肌肉固定子宫。因此，皱褶以下的腹膜腔再次扩大。在男性中，这个腔称为直肠膀胱陷凹；而在女性中，称为直肠子宫陷凹。

二、女性骨盆解剖

膀胱位于小骨盆前部。膀胱的前表面为耻骨联合，后表面是子宫颈和阴道前壁的顶部。膀胱下外侧段与肛提肌相邻。当膀胱充盈时，膀胱将达到耻骨联合以上的水平，而它的侧面与肛门内括约肌相邻。疏松结缔组织、胃下丛、脐外侧韧带和子宫圆韧带位于肌肉和膀胱壁之间。

子宫是一个不成对的肌肉器官，位于前为膀胱和后为直肠的小骨盆内。子宫和阔韧带横向置于骨盆。阔韧带后方通过肠系膜与卵巢相连。输卵管为一狭长管道，长10~12cm，连接卵巢和子宫。它们位于阔韧带疏松的上端。输卵管通过肠系膜与阔韧带相连。

阴道连接子宫和阴部。类似管道结构，通常不超过10cm，顶端环绕子宫颈。阴道穿过泌尿生殖膈，从小骨盆延伸到外阴。阴道前壁的上部与膀胱底部相邻，被疏松结缔组织所分隔。阴道前壁的下部与尿道相连。阴道后壁的上1/4被腹膜（道格拉斯袋）覆盖。下方靠近直肠，在会阴区逐渐与直肠分离。

沿白线扫描可得到腹腔和骨盆纵断面的图像（见图6-1至图6-8），包括膀胱及尿液含量、子宫、阴道、直肠和骶骨，以及小肠的图像。皮肤、皮下脂肪、筋膜、肌肉和腹膜在超声图像中显示为夹层。夹层的厚度取决于皮下脂肪的厚度。膀胱超声图像呈三角形，轮廓清晰。它的大小取决于充盈程度。

在膀胱后面，可见清晰的子宫超声图像。纵向扫描呈梨形，横向扫描呈椭圆形。图中只有子宫的外轮廓清晰。子宫结构的超声图像由多个点和线性回波信号表示。

超声检查可以确定子宫在小骨盆中的位置，可以检测到子宫相对于盆腔侧壁的左右移位，以及子宫向后倾斜。

超声检查可以测量子宫体的长径、前后径和横径、周长、面积和体积。非孕的子宫大小取决于许多因素，并且在很大范围内存在差异。

健康育龄女性子宫体平均长径为71mm（60~80mm），前后径为40mm（36~44mm），横径为50mm（46~60mm）。在经产妇中，这些值通常要大一些，特别是在两到三次分娩之后。

子宫颈的图像取决于膀胱充盈的程度和子宫在女性骨盆中的位置。图像有时不能显示子宫颈和子宫体之间的边界。经阴道超声提供了更清晰的子宫颈和阴道部分的图像。

卵巢可以更有效利用横向或扇形扫描。卵巢超声图像显示为子宫附近的椭圆形结构。子宫和卵巢的声学结构都是均匀的。

输卵管在正常情况下，一般不能显示。

在子宫和阴道后面，可以看到一部分大肠。它的成像取决于充盈程度和肠内容物的性质。

超声的使用大大提高了诊断能力，关于妇产科超声诊断的最早研究可以追溯到20世纪60年代初。

目前，超声检查诊断设备分辨率高，有利于复杂病例的诊断。超声的使用，使诊断的准确性提高了两倍。这种检查方法快速、安全，并能提供有价值的诊断信息。

超声诊断在产科价值更大，主要用于早期宫内妊娠的检测。另外，还可有效诊断高危妊娠的终止、胎龄过小、各种胎儿畸形、胎盘位置、胎盘成熟程度、多次妊娠、流产漏诊等。

早期妊娠的超声表现为宫腔内存在妊娠囊。妊娠囊是子宫上段有厚壁的球体。随着孕期的发展，妊娠囊也在发育。因纵向和横向尺寸的增加，它将变成椭圆形。

超声诊断可获得子宫内生殖器官先天性异常、有无生殖器官、子宫肌瘤、囊肿及卵巢囊肿、子宫附件肿瘤及肿瘤样病变等有价值的信息（见图6-9、图6-10）。

1. 子宫肌瘤

超声图显示放大的子宫及子宫肌瘤病变的图像。图像呈球形，回声增强，肌瘤性结节后壁图像清晰度降低，其后呈无回声区（见图6-9）。

2. 卵巢囊肿

超声显示卵巢囊肿主要通过检测囊肿内其所含液体含量。卵巢囊肿的主要超声表现为体积大，内有分隔，囊壁凹陷，其内回声结构高度分散，回声不均质（见图6-10）。

三、男性骨盆解剖

膀胱位于前小骨盆。膀胱的前方为耻骨联合，表面指向直肠。膀胱下外侧段与肛提肌相邻。当膀胱充盈时，膀胱将达到耻骨联合以上的水平，而它的侧面邻近肛门内括约肌。疏松结缔组织、胃下丛、脐外侧韧带和输精管位于肌肉和膀胱壁之间。

膀胱前面通过膀胱前细胞组织与联合区分离。膀胱后面被腹膜覆盖，膀胱底部通过膀胱后细胞组织与直肠分离。

前列腺位于尿生殖膈和膀胱底部之间。前列腺后壁与直肠相邻。前列腺的底部与膀胱颈相连。下段的精子囊（成对的6~7cm长结构组成的体部和颈部）邻近一小部分前列腺组织。

一段长2.5cm的尿道（前列腺部）从膀胱中延伸，经过前列腺。然后，尿道穿过尿生殖膈（膜部，长1cm），最终为周围环绕着海绵部的阴茎（海绵体部）。

四、男性骨盆的超声解剖

无法检查未充盈的膀胱。因此，膀胱充盈是超声检查的必要条件。在正常情况下，完整的膀胱在横断面扫描图中表现为桶状结构，而在纵向扫描图中表现为明显的卵球形结构，边缘光滑，回声增强，无内部回声。膀胱后方的超声图像显示前列腺，而在某些情况下，显示为直肠乙状结肠。

前列腺位于小骨盆的前1/3，位于膀胱下方，耻骨联合和直肠之间，呈栗形。前列腺前表面微凹，指向联合方向；它的后凸面，指向直肠。纵向扫描时正常前列腺呈椭圆形结构，横断面扫描时呈对称圆形结构，边缘光滑，包膜明显。前列腺回声均匀，但在大多数情况下，呈许多细小点状或线状回声。

1. 尿石病

超声检查可成功诊断出囊性结石和输尿管壁内结石。在超声图像中，结石轮廓明显，位于膀胱后壁或输尿管内，呈单个或多个回声结构（见图6-12、图6-13）。

2. 前列腺癌

具有特殊的超声特征，包括腺体不对称、轮廓变形和某些部位变薄，腺体内部结构不均匀。在腺体实质中，可见低回声、结构不均节段。当恶性肿瘤侵入邻近组织时，包膜完整性被破坏（见图6-14）。

3. 慢性前列腺炎

如果没有恶化，不会导致腺体正常回声的改变。但在某些情况下，轮廓变形。超声图像显示多发（在大多数情况下）前列腺结石，常见于两侧叶。在某些病例中，前列腺结石组表现为明显的异位结构（见图6-15）。

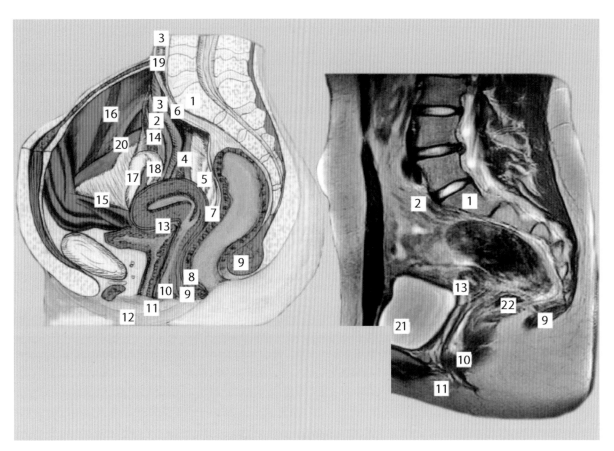

图6-1　女性骨盆矢状切面

1. 骶岬　2. 右输尿管（松弛状态）　3. 髂内动脉　4. 髂内静脉　5. 直肠子宫襞　6. 左髂总静脉　7. 直肠子宫陷凹
8. 逼尿肌　9. 直肠外逼尿肌　10. 阴道　11. 小阴唇　12. 阴唇　13. 膀胱袋　14. 卵巢的血管（卵巢悬韧带）　15. 子宫圆韧带　16. 髂内动脉　17. 输卵管　18. 卵巢　19. 右髂总动脉　20. 髂外静脉　21. 膀胱　22. 直肠

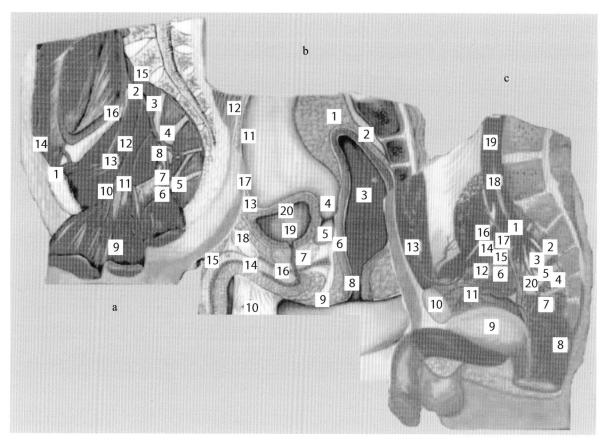

图6-2　骨盆逐层正面剖面

a: 1.腹直肌膜　2.盆筋膜壁层　3.直肠　4.直肠膀胱陷凹　5.精囊　6.会阴腹膜腱膜　7.前列腺　8.肛门内括
约肌　9.肛门外括约肌　10.睾丸　11.腹膜　12.腹直肌横筋膜　13.膀胱前筋膜　14.尿道　15.阴茎海绵体
16.尿生殖膈

b: 1.直肠周围组织　2.盆腔壁筋膜　3.直肠　4.直肠膀胱陷凹　5.精囊　6.直肠膀胱隔　7.前列腺　8.肛门内括约
肌　9.肛门外括约肌　10.睾丸　11.腹膜　12.腹直肌　13.膀胱前筋膜　14.尿道　15.阴茎海绵体　16.尿生殖膈
17.腹膜外膜　18.耻骨联合　19.膀胱　20.膀胱前膜

c: 1.髂内动脉　2.骶中动脉　3.骶丛　4.梨状肌　5.臀下动脉　6.脐动脉　7.肛提肌　8.直肠　9.膀胱　10.耻
骨　11.输精管　12.髂骨　13.腹下动脉　14.髂肌　15.闭孔神经　16.髂外动脉　17.输尿管　18.髂总动脉
19.腹主动脉　20.内阴动脉

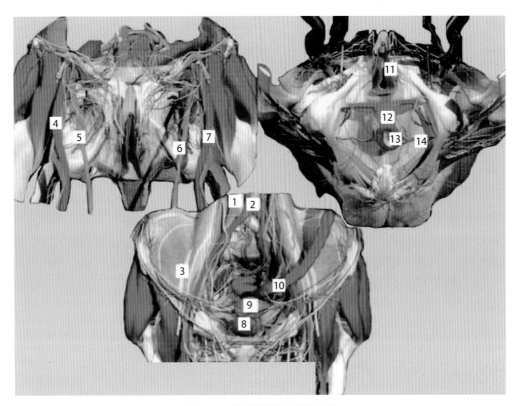

图6-3　骨盆逐层血管切片

1.髂总静脉　2.髂总动脉　3.坐骨神经　4.右髂外动脉　5.右髂外静脉　6.左髂外静脉　7.左髂外动脉　8.膀胱
9.子宫　10.乙状结肠　11.阴道　12.会阴中心腱　13.肛门外括约肌　14.直肠下静脉、神经

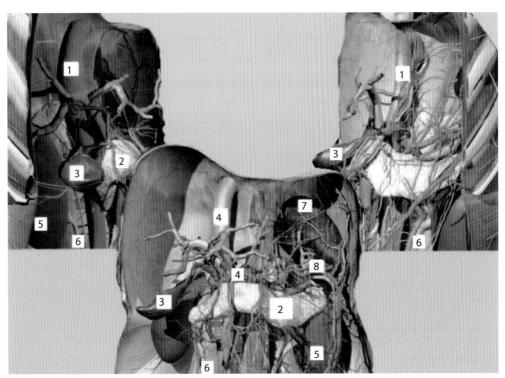

图6-4　骨盆正面切片

1.下腔静脉　2.胰腺　3.胆囊　4.肠系膜上动脉　5.肾　6.输尿管　7.脾　8.脾动静脉

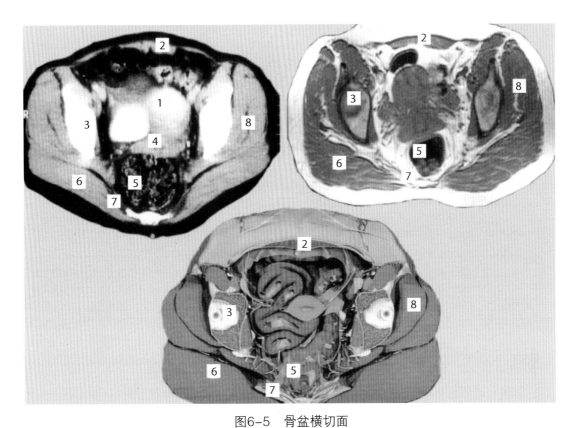

图6-5 骨盆横切面

1.膀胱 2.腹直肌 3.髋臼凹 4.子宫 5.直肠 6.臀大肌 7.棘韧带 8.臀中肌

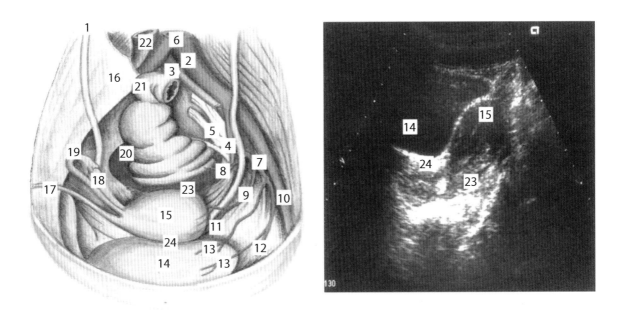

图6-6 女性骨盆解剖

1.子宫 2.髂总动脉 3.髂总静脉 4.髂内动脉 5.骶丛 6.主动脉 7.闭孔神经 8.直肠中动脉 9.子宫动脉 10.髂外动脉 11.阴道动脉 12.脐动脉 13.膀胱动脉 14.膀胱 15.子宫 16.腹膜 17.子宫圆韧带 18.卵巢 19.输卵管 20.子宫骶骨韧带 21.直肠 22.下腔静脉 23.直肠子宫陷凹 24.膀胱袋

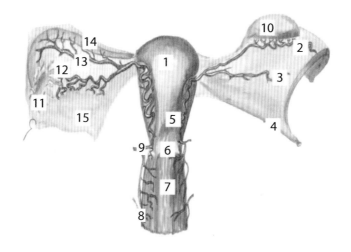

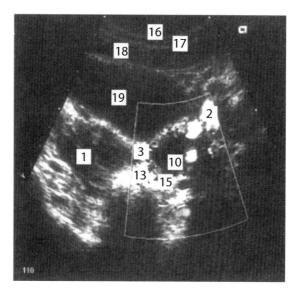

图6-7 女性生殖器内血供

1.子宫底　2.卵巢动脉　3.子宫动脉卵巢支　4.子宫圆韧带　5.子宫体　6.子宫颈　7.阴道　8.子宫动脉阴道分支
9.子宫动脉　10.卵巢　11.输卵管伞　12.输卵管系膜　13.子宫动脉输卵管支　14.输卵管　15.卵巢系膜韧带
16.皮肤　17.皮下脂肪　18.腹直肌　19.膀胱

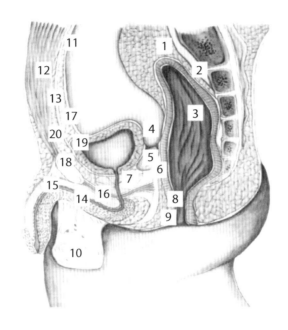

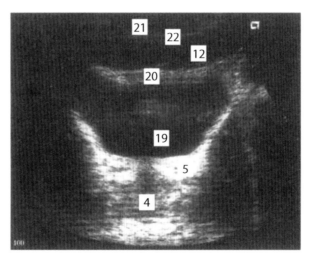

图6-8　男性骨盆矢状面

1. 直肠周围组织　2. 盆腔壁筋膜　3. 直肠　4. 直肠膀胱陷凹　5. 精囊　6. 直肠膀胱隔　7. 前列腺　8. 肛管内逼尿肌
9. 肛管外逼尿肌　10. 睾丸　11. 腹膜　12. 腹直肌和腹横筋膜　13. 膀胱前筋膜　14. 尿道　15. 阴茎海绵体　16. 泌
尿生殖膈　17. 腹膜外膜　18. 耻骨联合　19. 膀胱　20. 膀胱前膜　21. 皮肤　22. 皮下脂肪

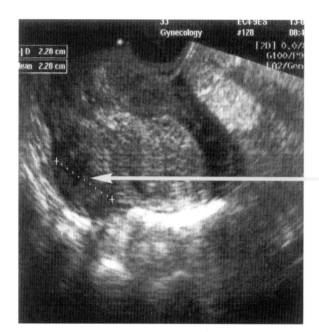

子宫肌瘤

图6-9　子宫肌瘤

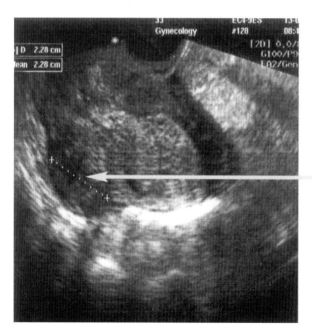

卵巢囊肿

图6-10　左侧卵巢囊肿

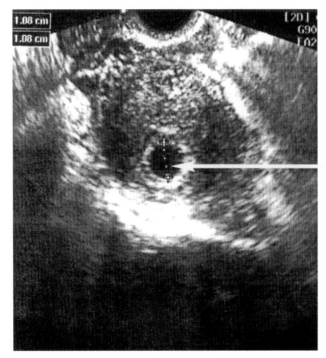

孕囊

图6-11　怀孕6周

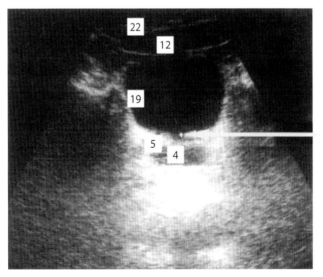

结石

图6-12　输尿管开口结石

4.直肠膀胱陷凹　5.精囊　12.膀胱前壁　19.膀胱侧壁　22.皮肤

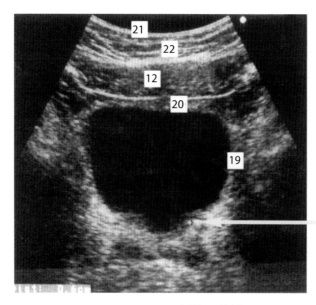

左输尿管结石

图6-13　左侧输尿管结石

12.腹直肌和腹横筋膜　19.膀胱侧壁　20.膀胱前壁　21.皮肤　22.皮下脂肪

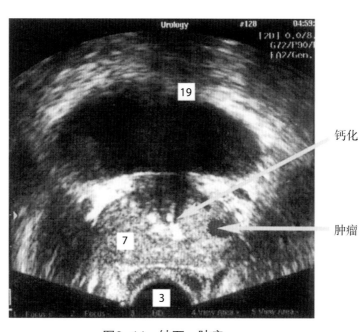

钙化

肿瘤

图6-14　结石、肿瘤

3.直肠　7.前列腺　19.膀胱

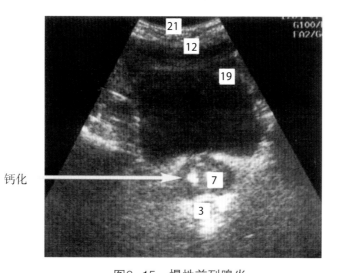

钙化

图6-15　慢性前列腺炎

3.直肠　7.前列腺　12.腹直肌和腹横筋膜　19.膀胱前壁　21.皮肤

第七章

下肢的超声形态与病理解剖

目前，超声扫描是最新的关节检查方法。与计算机断层扫描（CT）和磁共振成像（MRI）相比，超声扫描技术具有日趋完善、应用广泛和费用低等特点。

膝关节超声检查的诊断能力是一个热点，它虽然不能完全取代MRI和标准X线等方法，但是具有一定的优势。在检测膝关节的软组织，包括韧带、肌腱、结缔组织成分、皮下脂肪和神经血管束等方面尤为突出。

我们使用了7.5MHz线性扫描探头的Medison-128超声波扫描仪，采用标准方法重点扫查关节囊结构和前后投射的肌腱韧带结构，共检查了1 416名患者：800名男性（56.4%）和616名女性（43.5%），平均年龄43.6岁。

在行膝关节超声检查时，考虑到膝关节复杂的解剖结构，采用四种标准扫查方法，对关节的所有部位（外侧、内侧、前面、后面）进行超声扫查。

前入路显示股四头肌肌腱、前隐窝、髌骨、髌上囊、髌韧带、髌下囊和膝脂肪垫囊。股四头肌肌腱没有滑膜鞘，边缘高回声。髌上囊位于股四头肌肌腱后面的远端，正常情况下，其内可含有少量液体。全景扫描模式可见股四头肌的四个肌束。

内侧入路可见内侧副韧带、内侧半月板体和膝关节内侧间隙；可评估关节间隙的状态、股骨和胫骨的轮廓、透明软骨的厚度和状态，以及关节腔是否存在裂隙。关节间隙外可见胫侧副韧带，起自股骨近端内侧髁，附着于胫骨近端干骺部，部分可见前交叉韧带。

外侧入路可见阔筋膜远端段、腘肌肌腱、腓侧副韧带、股二头肌肌腱远端、外侧半月板体和外侧关节间隙。从颅侧扫描可见阔筋膜纤维，肌腱纤维附着于胫骨前外侧表面的胫骨粗隆附近。将探头固定在腓骨头，并将其近端朝足部旋转，可检测股二头肌外侧头肌腱。

后入路可见腘窝神经血管束、腓肠肌内侧头和外侧头、半膜肌肌腱纤维远端、内侧半月板后角、外侧半月板后角和后交叉韧带。神经血管束可向腘窝外侧移位，腘动脉位于静脉后方，它们下方可见腘肌的肌束。使用能量图的全景扫描可显示腘动脉。半膜肌肌腱和腓肠肌内侧头之间可有小的贝克囊肿。为了观察该囊肿，应在股骨内侧髁后表面区域进行横向扫描，覆盖透明软骨、半膜肌肌腱和腓肠肌纤维。腘窝的纵向扫描可显示外侧半月板后角及后交叉韧带，后交叉韧带和前交叉韧带仅部分可见，由于各向异性效应，其纤维呈低回声。后入路还可显示腓神经，腓神经从股骨远端坐骨神经外侧部分分离出来，沿股二头肌远端肌腱外侧向下，到达腘窝，绕腓骨头转向胫骨前表面。

膝关节特殊的解剖结构和功能增加了其过度拉伸、外伤和其他各种疾病发生的可能性。即使是轻微的膝关节损伤，也会导致诸多不适并影响劳动能力，严重的膝关节异常甚至会导致残疾。

超声检查可早于X线检测到疾病早期骨结构的变化。变形性关节病的超声病理解剖的主要特点是透明软骨不均匀变薄、股骨和胫骨轮廓不规则、边缘骨赘、关节间隙变窄、半月板脱垂。关节间隙大小和透明软骨厚度正常的患者存在高回声边缘骨赘是该病早期的典型表现；继续进展导致边缘骨赘的形成，伴有声影，关节间隙变窄，透明软骨明显变薄；进一步发展导致透明软骨变薄至1mm，形成粗糙的骨赘，半月板脱垂至其宽度的1/3。若进一步恶化，可观察到半月板完全脱垂、关节内变形、关节间隙消失、关节面边缘形成粗糙的块状骨赘。

膝关节损伤常伴有关节内出血。损伤后两小时观察到的出血性渗出可能由外侧或交叉韧带断裂、半月板断裂、髌骨脱位或股骨髁关节内骨折导致。关节内的出血量可能会有所不同，并可刺激滑液产生，从而导致关节腔进一步扩张。关节内积液和积血越多，疼痛越明显。从内侧入路和外侧入路更容易探测到关节腔内的积液，超声上多表现为滑膜囊内无回声区。贝克囊肿是运动员最常见的病症之一，通常情况下，这些囊肿无明显临床症状，而是在超声扫查或临床体格检查时偶然发现，肿大的囊肿位于半膜肌肌腱和腓肠肌之间，在腓肠肌内侧头和半膜肌肌腱之间的腘窝的内侧见到与膝关节腔相连的囊肿可诊断为贝克囊肿。囊肿的超声信号是不同的，近期出现的囊肿为无回声区，而长期存在的囊肿为不均质回声，因为近期出现的囊肿的内容物是液体，长期存在的囊肿的内容物类似于胶状物。用能量成像模式扫描可见以血管生成为特征的周围组织炎症反应。贝克囊肿破裂的典型超声表现为边缘锐利、沿着腓肠肌肌腱纤维的条状无回声液体区，通常发生在囊肿底部。全景扫描模式可完整地显示囊肿的结构。

视光测定法是利用seagal方法（即利用seagal血流动力学监测装置）进行验光。敏感元件由两个AL 107V LED和安装在密封圆柱形外壳中的FKD-155光电探测器组成，通过电缆连接到图表记录器。经直肠检查需采用专用探头。采用Elkar-6或EK1T-03M心电图机，放大电流信号×10或×20mm/mV，图形记录速度为5mm/s，使用光学方法校准系统，利用大范围光谱和功率特性获得有用的信号。光电探测器的灵敏度和光耦合器元件的相对定位也很重要。单次功能参数检测持续时间为10~30s。通过光学校准，临床参数可以与其他数据进行对比。透照血流动力学方法是基于监测血流光学密度的脉冲和非脉冲水平的变化。

用视光测定法将光耦合器置于目标区域，同时测量正常和病理部位的光密度与脉冲特性。在此过程中，患者需屏住呼吸。正常情况下，膝关节侧隐窝囊内的光密度为40~45mA，而髌上囊内的光密度为45mA；脉冲振幅（APO）为15~20mm。类风湿关节炎患者的侧隐窝囊内的光密度达到53mA；脉冲振幅（APO）为12~18mm。

股骨、髌骨、胫骨、腓骨、趾骨、髋关节、膝关节、踝关节等超声图与解剖图的对比，见后文各图（见图7-1至图7-33）。

超声技术和透照光学监测方法的进一步发展对于临床检测特定的疾病、明确病变特征、制定超声引导下的手术策略及探索新的治疗方法具有重要意义。

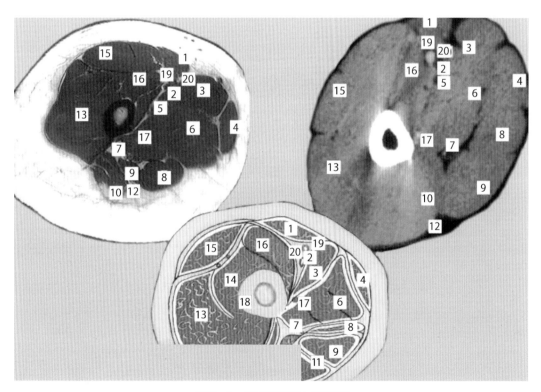

图7-1 股骨平面的横断面

1.缝匠肌　2.股内侧肌间隔和股动静脉　3.长内收肌　4.股薄肌　5.穿孔动脉　6.大内收肌　7.股后肌间隔
8.半膜肌　9.半腱肌　10.股二头肌　11.坐骨神经　12.股外侧肌间隔　13.股外侧肌　14.股中间肌　15.股直肌
16.股内侧肌　17.腘动脉　18.股骨干　19.内收肌管　20.隐神经

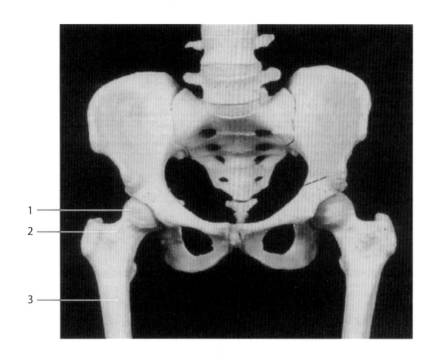

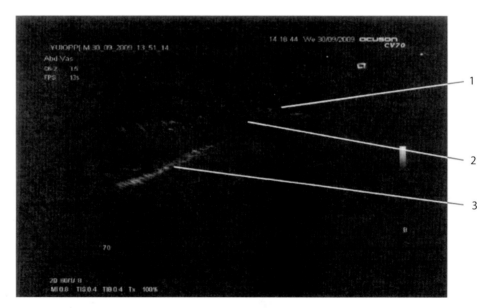

图7-2　股骨

1.股骨头　2.股骨颈　3.股骨

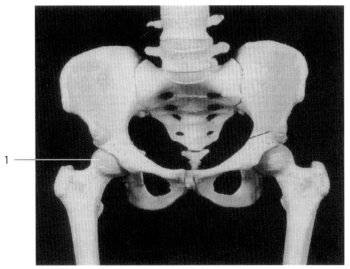

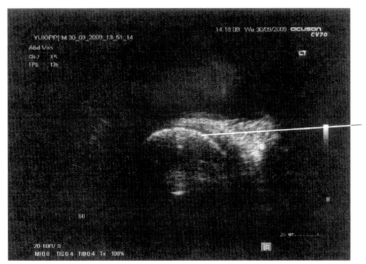

图7-3　股骨头（1）

1.股骨头

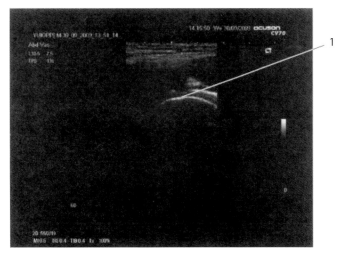

图7-4　股骨头（2）

1.股骨头

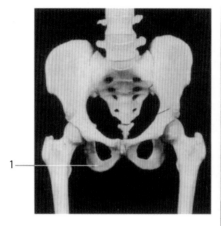
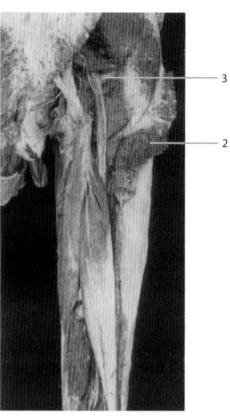
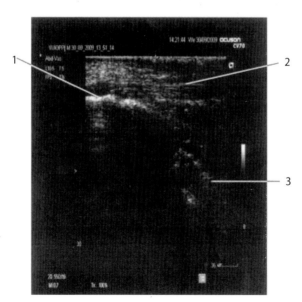

图7-5　股肌

1.坐骨　2.臀大肌　3.闭孔内肌

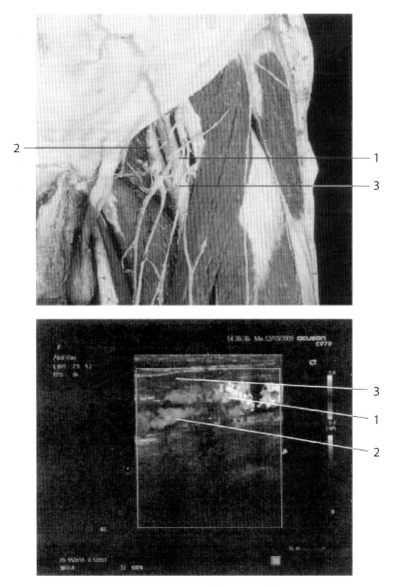

图7-6　股动脉、股静脉

1. 股动脉　2. 股静脉　3. 缝匠肌

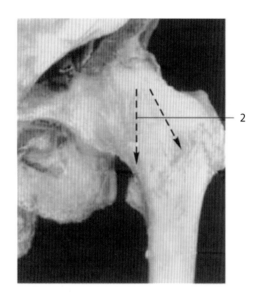
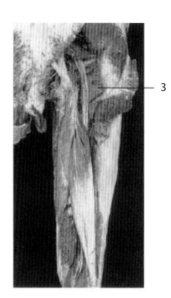
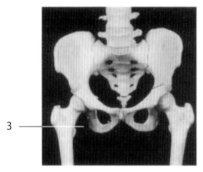
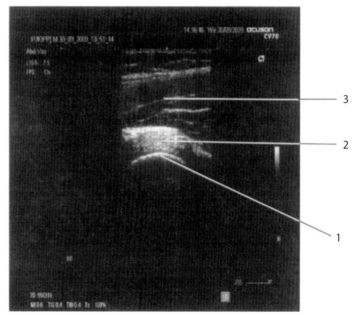

图7-7　髋关节

1. 股骨头　2. 髂股韧带　3. 股方肌

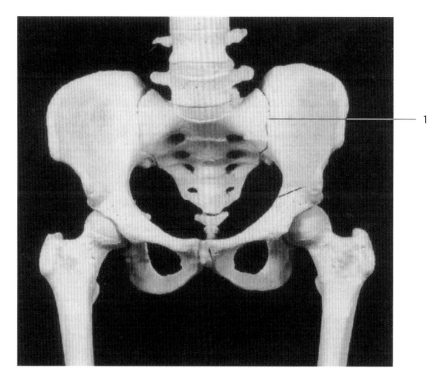

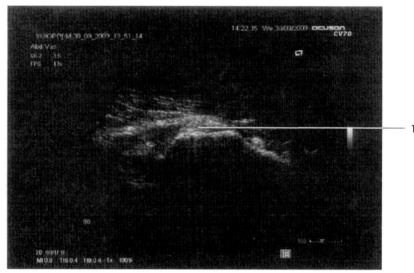

图7-8　骶髂关节

1. 骶髂关节

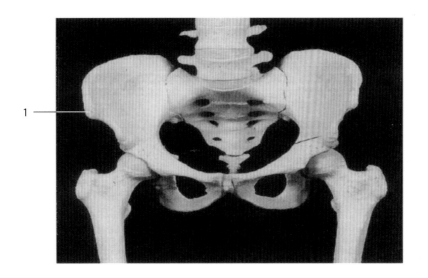

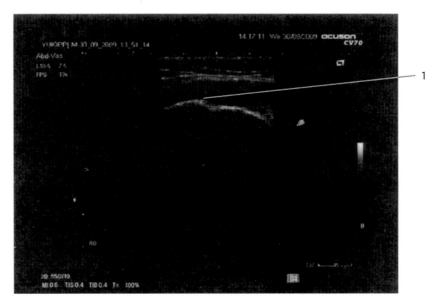

图7-9　髂前上棘

1. 髂前上棘

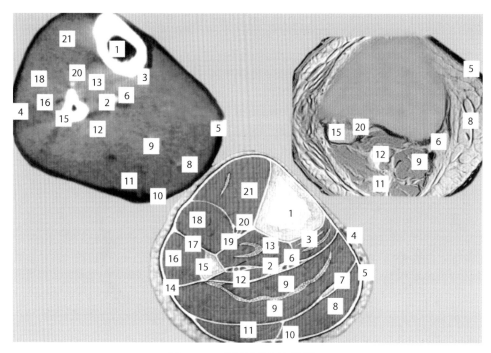

图7-10 胫骨平面的横断面

1.胫骨　2.胫神经　3.趾长屈肌　4.大隐静脉　5.下肢筋膜　6.胫后动静脉　7.跖肌腱　8.腓肠肌内侧头　9.比目鱼肌　10.小隐静脉　11.腓肠肌外侧头　12.拇长屈肌　13.胫骨后肌　14.后肌间隔　15.腓骨　16.腓骨长肌　17.前肌间隔　18.趾长伸肌　19.骨间膜　20.胫骨前动脉和静脉　21.胫骨前肌

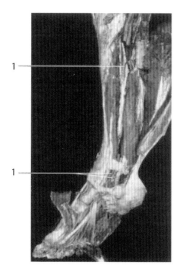

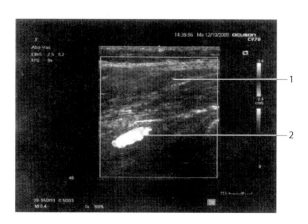

图7-11 胫骨和胫后肌血管

1.胫骨后肌　2.胫后动脉、胫后静脉

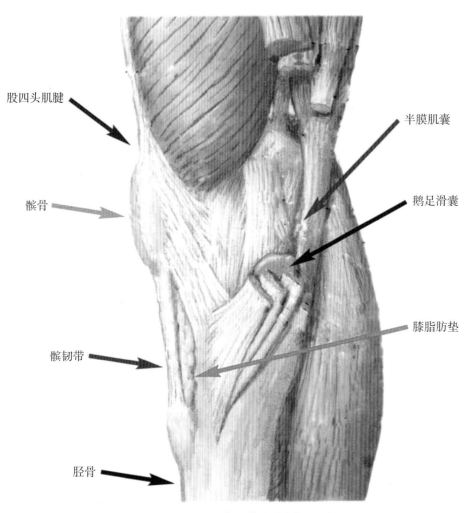

股四头肌腱

髌骨

髌韧带

胫骨

半膜肌囊

鹅足滑囊

膝脂肪垫

图7-12　膝关节（内侧视图）

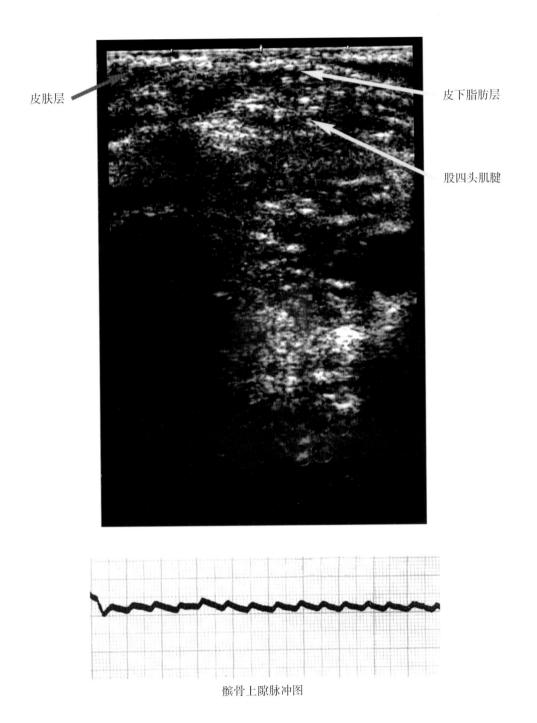

皮肤层

皮下脂肪层

股四头肌腱

髌骨上隙脉冲图

图7-13 髌骨上隙

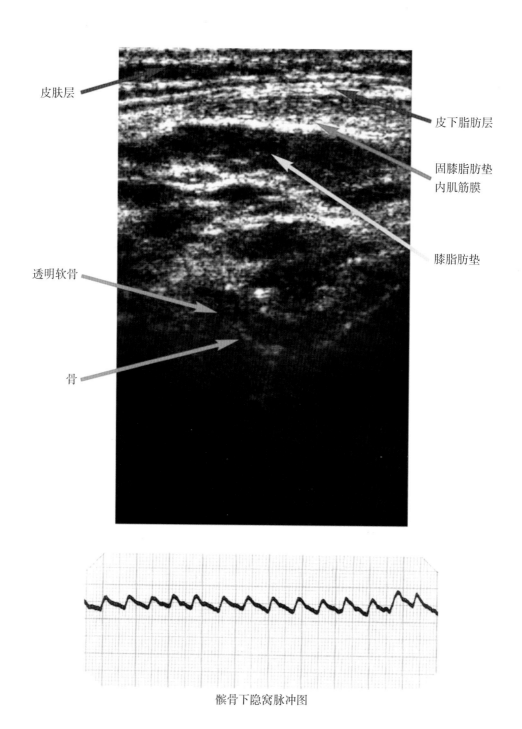

皮肤层

皮下脂肪层

固膝脂肪垫
内肌筋膜

膝脂肪垫

透明软骨

骨

髌骨下隐窝脉冲图

图7-14　髌骨下隐窝

皮肤层

皮下脂肪层

侧隐窝

半月板

股骨头

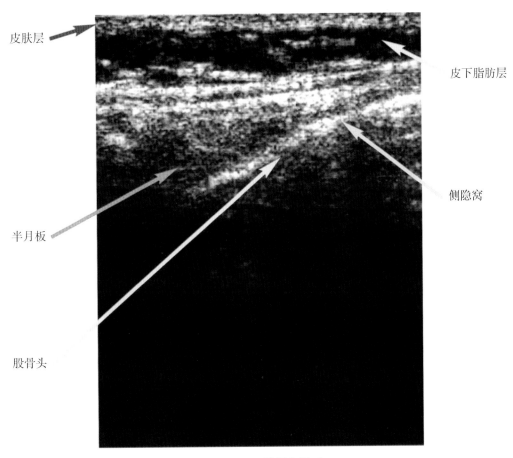

图7-15 髌骨侧隐窝

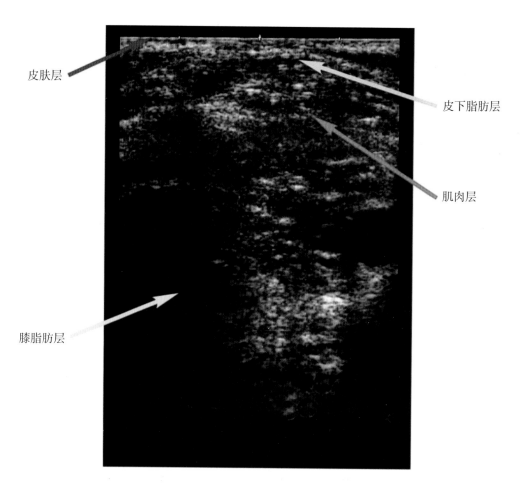

皮肤层

皮下脂肪层

肌肉层

膝脂肪层

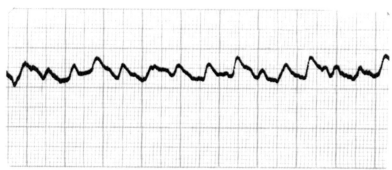

髌骨后隐窝脉冲图

图7-16　髌骨后隐窝

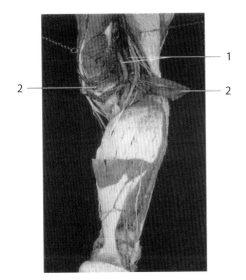
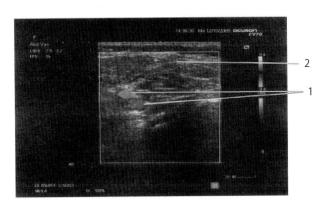

图7-17　腘窝血管

1.腘窝血管　2.腓肠肌

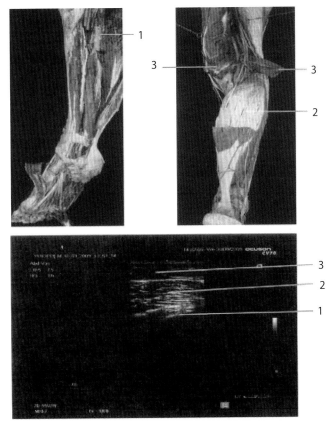

图7-18　腓骨和胫骨肌肉

1.腓骨　2.比目鱼肌　3.腓肠肌

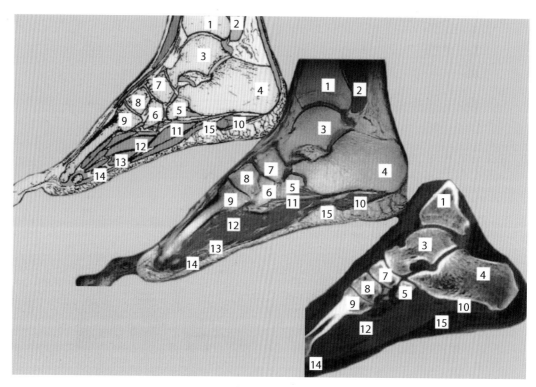

图7-19 足水平的矢状断面

1.胫骨 2.腓骨 3.矩骨 4.跟骨 5.骰骨 6.舟骨 7.内侧楔形骨 8.外侧楔形骨 9.距骨 10.小趾展肌
11.趾短屈肌 12.拇内收肌（斜头） 13.足蚓状肌 14.趾内收肌（横头） 15.足内侧神经与足内动静脉

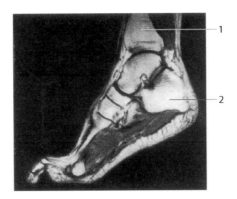
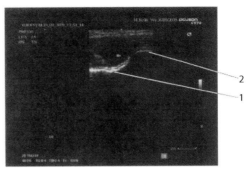

图7-20 胫骨和跟骨

1.胫骨 2.跟骨

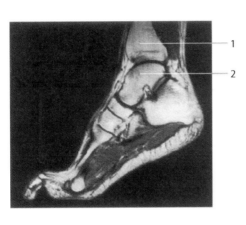
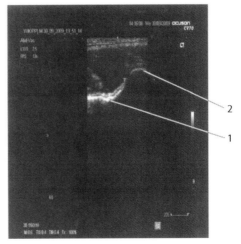

图7-21 踝关节

1.胫骨 2.踝关节

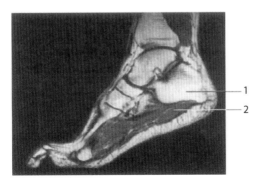
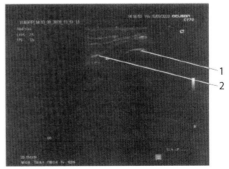

图7-22 足

1.足跟骨 2.趾短屈肌

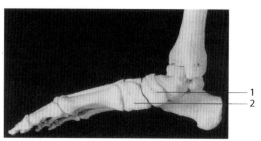
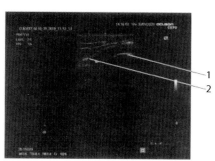

图7-23　跗骨

1.舟骨　2.内侧楔骨

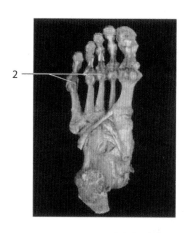
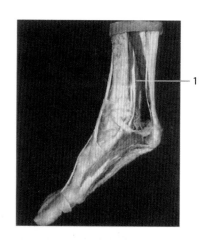

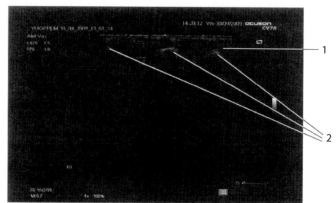

图7-24　脚趾的主要关节

1.趾长屈肌　2.基本脚趾关节

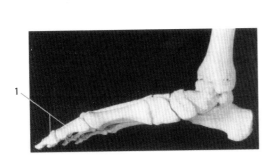
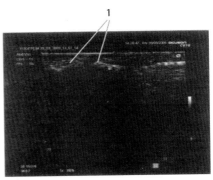

图7-25　足拇指

1.大脚趾骨

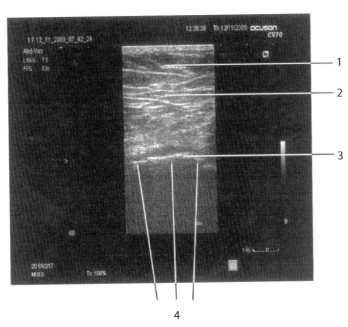

图7-26　股骨头无菌性坏死

1.皮下脂肪　2.臀大肌　3.股骨头　4.股骨头无菌性坏死

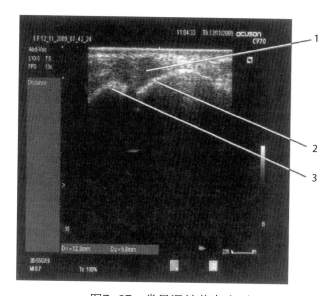

图7-27 类风湿关节炎（1）

1.踝关节外侧踝囊积液　2.脚踝外侧　3.跟骨

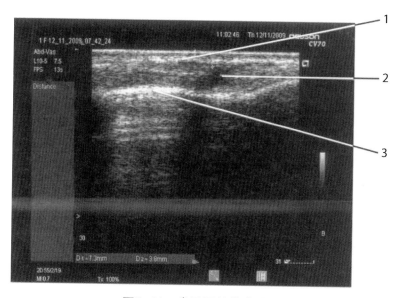

图7-28 类风湿关节炎（2）

1.跟腱　2.积液　3.胫骨

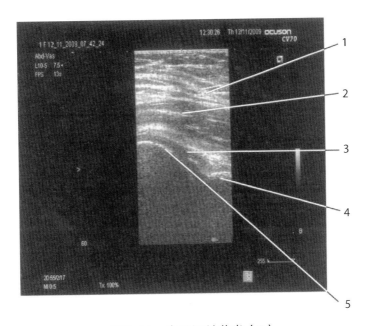

图7-29　类风湿关节炎（3）

1.缝匠肌　2.股四头肌　3.积液　4.股骨颈　5.股骨头

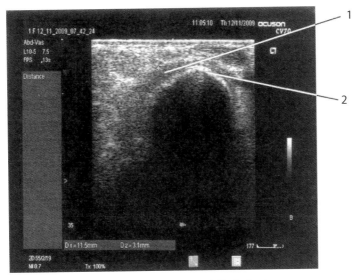

图7-30　类风湿关节炎（4）

1.积液　2.股骨头

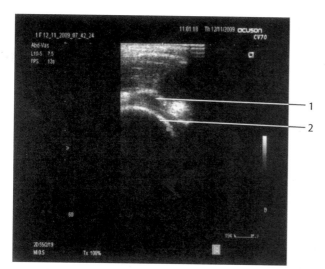

图7-31　类风湿关节炎（5）

1.积液　2.股骨头

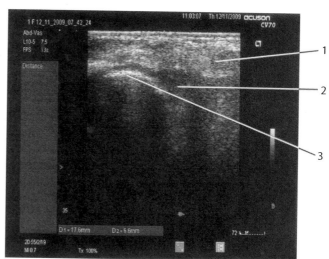

图7-32　类风湿关节炎（6）

1.股四头肌　2.积液　3.股骨头

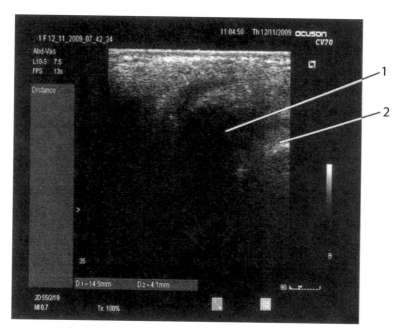

图7-33　类风湿关节炎（7）

1.积液　2.股骨头

第八章

总　结

　　超声在诊断器质性疾病中的应用越来越广泛。然而，尽管局部病理解剖的资料对于疾病的诊断和预后至关重要，超声诊断的发展却并不包含局部病理解剖。一方面，没有足够的文献数据表明超声诊断可用于发展和评估针对各种疾病的治疗方法，故术中超声监测尚未研发出来。另一方面，手术病理诊断的可信度不足，超声诊断的假阳性和假阴性结果，疾病发病机制的不明，以及客观有效的新治疗方法的研发等方面的问题导致超声诊断的不确定性。

　　超声和光学监测可用于甲状腺、乳腺、膝关节和前列腺的临床研究。超声检查由Siemens Acuson Antares和Esote MyLab 70装置完成。甲状腺、乳腺和膝关节检查使用5~7 MHz线阵探头，前列腺检查采用5~7.5MHz的经直肠腔内探头。

　　视光测定法通过运用一种可检测血流动力学参数的设备进行。敏感元件包含由两个AL 107V组成的LED和安装在一个密封的圆柱形盒子内的FKD-155光电探测器，通过电缆连接到一个图表记录器。经直肠超声检查需采用专用探头。用可放大电流信号×10或×20mm/mV的ELKAR-6或EK1T-03M心电图仪作为记录器，图表记录速率为5mm/s，采用光学校准，利用大范围的辐射频谱和功率获得有用的信号，光电探测器宽广的灵敏度范围和光耦合器元件的相对定位也很重要。单次功能参数的检测时间可持续10~30s。通过光学校准，临床参数可与其他数据进行对比。透照血流动力学方法是基于监测血流光学密度的脉冲和非脉冲水平的变化。

　　用视光测定法将光耦合器置于目标区域，同时测量正常和病理部位的光密度与脉冲特性。在此过程中，患者需屏住呼吸。甲状腺的光密度为40~48mA，脉冲振幅（APO）是5~10mm（电信号放大倍数×20mm/mV）。乳腺纤维腺瘤的光学密度为45~49mA。乳腺囊肿的光学密度为40~42mA，APO为2~7mm。正常情况下，膝关节外侧隐窝囊的光密度为40~45mA，髌上囊深处的光密度为45mA，APO为15~20mm。类风湿关节炎患者侧隐窝囊的光密度达到53mA，APO为12~18mm。前列腺检查经直肠进行，对直肠壁施加适当的压力来测量前列腺的光密度。慢性前列腺炎患者，前列腺的正常光密度为40~55mA，APO为3~12mm（电信号放大倍数×10mm/mV）。

甲状腺的超声局部解剖表现为由两侧叶和峡部组成的实质器官。超声显示甲状腺位于颈前方，从甲状软骨到颈后三角，侧叶的后正中与气管和喉咽下部相邻，后外侧几乎与食管齐平。甲状旁腺位于甲状腺后方的气管旁组织。甲状腺侧叶的超声扫描显示以颈总动脉和颈外静脉为代表的血管束。在扫查每一侧甲状腺时，都能观察到胸锁乳突肌，表面附着一层薄的皮肤层。病理情况下（如甲状腺结节），甲状腺局部病理解剖表现为甲状腺侧叶与峡部的结构关系出现异常相关，可以观察甲状腺体积增大，挤向峡部。颈前肌变得难以观察，从而表明组织间的比例失调。

乳腺的超声局部解剖由皮肤、皮下脂肪层和Cooper韧带组成。超声显示乳腺是一个含有脂肪、腺体和结缔组织的腺器官，同时也是一个乳腺导管网。肋骨、肋间肌和胸膜位于较深层。如有纤维腺瘤或囊肿，可以观察乳腺的局部病理解剖，正常的组织间结构被破坏，病灶的发展导致正常腺体组织减少，病灶破坏了正常组织的分化，可以观察到邻近组织（皮肤、皮下脂肪、乳腺导管）的变形。

膝关节超声局部解剖显示了关节表面、外侧韧带、外侧隐窝囊、肌肉、皮下脂肪和皮肤。在病理过程（炎症）中，膝关节的局部病理解剖表现为关节腔积液和滑膜增厚，组织分化紊乱，新的局部解剖结构出现在正常组织中。

经直肠超声检查发现前列腺是位于膀胱、直肠前壁和泌尿生殖膈之间的小骨盆中的三角形结构，前表面朝向耻骨联合，后表面朝向直肠壶腹，下侧面朝向肛提肌。在病理过程中（如慢性前列腺炎），可以看到前列腺叶内部局部解剖形态的改变，前列腺的分区结构被破坏。

超声技术和透照光学监测方法的进一步发展对于临床检测特定的疾病、明确病变特征、制定超声引导下的手术策略及探索新的治疗方法具有重要意义。